AF501194

DE LA FRÉQUENCE RELATIVE

DES DIFFÉRENTES VARIÉTÉS

DE

CHANCRES SYPHILITIQUES

EXTRA-GÉNITAUX

CHEZ L'HOMME ET CHEZ LA FEMME

PAR

X. NIVET
Docteur en médecine de la Faculté de Paris,
Ancien externe des hôpitaux et du Bureau central d'admission,
Médaille de bronze de l'Assistance publique (1885).

PARIS
ADRIEN DELAHAYE ET E. LECROSNIER, ÉDITEURS
PLACE DE L'ÉCOLE-DE-MÉDECINE

1887

DE LA FRÉQUENCE RELATIVE

DES DIFFÉRENTES VARIÉTÉS

DE

CHANCRES SYPHILITIQUES

EXTRA-GÉNITAUX

CHEZ L'HOMME ET CHEZ LA FEMME

PAR

X. NIVET

Docteur en médecine de la Faculté de Paris,
Ancien externe des hôpitaux et du Bureau central d'admission,
Médaille de bronze de l'Assistance publique (1885).

PARIS
ADRIEN DELAHAYE ET E. LECROSNIER, ÉDITEURS
PLACE DE L'ÉCOLE-DE-MÉDECINE

1887

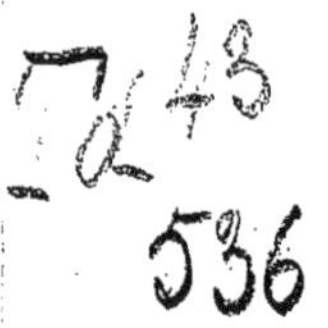

A LA MÉMOIRE DE MON ONCLE

LE DOCTEUR BEIRAND

A MON GRAND PÈRE

A MON PÈRE ET A MA MÈRE BIEN AIMÉS

A MES PARENTS

A MES AMIS

A MON PRÉSIDENT DE THÈSE

M. LE PROFESSEUR FOURNIER

Professeur de la Faculté de médecine de Paris,
Membre de l'Académie de médecine,
Médecin de l'hôpital Saint-Louis,
Officier de la Légion d'honneur.

A TOUS MES MAITRES DANS LES HOPITAUX

DE LA

FRÉQUENCE RELATIVE DES DIFFÉRENTES VARIÉTÉS

DE

CHANCRES SYPHILITIQUES

EXTRA-GÉNITAUX

CHEZ L'HOMME ET CHEZ LA FEMME

SUIVIE DE QUELQUES CONSIDÉRATIONS
SUR UN CERTAIN NOMBRE DE CAS OBSERVÉS A L'HOPITAL SAINT-LOUIS
PENDANT L'ANNÉE 1886.

AVANT-PROPOS.

Pendant l'année d'externat que je passai dans le service de M. le professeur Fournier, à l'hôpital St-Louis, j'eus l'occasion d'observer un certain nombre de chancres infectants extra-génitaux, dont l'étiologie ou le siège me parurent dignes d'attention. Je fus frappé aussi de la fréquence que certains d'entre eux revêtaient, suivant le siège qu'ils occupaient et suivant l'individu sur lequel ils se montraient. Je résolus alors d'établir chiffres en mains le degré de fréquence de chaque variété de chancre syphilitique extra-génital à ces deux points de vue.

Pour cela faire, il fallait avoir à sa disposition un

nombre de cas assez considérables, et c'est grâce aux nombreuses observations de la pratique privée de M. le professeur Fournier, que nous avons pu mener ce travail à bonne fin.

Aussi qu'il nous permette de lui offrir ici notre sincère reconnaissance pour la bienveillance qu'il nous a toujours témoignée, et pour la marque d'estime qu'il vient encore de nous donner en acceptant la présidence de cette thèse.

Mais avant d'aller plus loin, qu'il nous soit permis d'adresser l'hommage de notre gratitude et de notre dévouement à tous nos maîtres dans les hôpitaux, MM. Millard, Duplay, Dujardin-Beaumetz, Fernet, à MM. les médecins et chirurgiens avec lesquels nous avons été appelés à faire le service du bureau central d'admission.

HISTORIQUE.

La connaissance des chancres infectants extra-génitaux, ou tout au moins la transmission de la syphilis sur d'autres organes que les organes génitaux, date d'une époque éloignée.

On trouve quelques relations à ce sujet dans les auteurs contemporains de la grande épidémie syphilitique du quinzième siècle.

Nicolas Massa (1532) dans son Traité De Morbo Gallico, écrit : « Non tamen est dicendum quod omnes qui « sunt infecti, per pudendas partes, tam mari quam « femellæ, infecti sint..... cum multi laborent et labo- « rarunt tali œgrutidine, qui nunquam in virili mem- « bro, aut in vulvâ quicquam passi sunt.....» (Aphrodisiacus sive de lue venerea. Aloysius Luisinius.)

Plus loin le même auteur dit : « Aliqui alii contractus, « aut cibi aut potus, aut vestimentorum inficiunt mul- « tos. »

En 1563, Botall Léonard mentionnait le chancre induré de la bouche, dont il rapportait une observation : « Insuper nulla ejus corporis pars, dit-il, duobus pri- « mis mensibus, vel paulo minus, quicquam est per- « pessa, excepta labii inferioris ora quæ pruritu quo-

« dam levi, mox ulcere cœpit efflorescere. » (Loco citato.)

Nous trouvons également, vers la même époque, dans les œuvres de Brasavola, mentionné le chancre de la bouche des enfants infectés par leur nourrice : « Si in-
« fans lac exsugens, dit-il, circa os pustulas contrahat
« quæ extranei coloris sint, nec curari facile valeant,
« judica hunc morbi gallici contagium a nutrice rece-
« pisse. » (Dict. Dech. : art. Bouche).

A une époque plus rapprochée Astruc écrivait : « C'est ainsi que les chancres surviennent aux parties naturelles si le mal est pris par le commerce vénérien : à la bouche, à la langue, aux gencives, au palais, au gosier si le mal est pris en mettant ou en faisant des baisers : au bout des mamelles s'il est pris en allaitant : à l'habitude de la peau, si le mal est pris en couchant avec une personne gâtée : enfin, aux mains et aux doigts, s'il est pris en accouchant une femme, ou en touchant des ulcères vénériens. » (Astruc, Traité des maladies vénériennes.)

Dans le Traité des maladies vénériennes, de Fabvre (1768) nous trouvons : « L'expérience prouve que le virus se communique par des baisers lascifs sur la bouche ou sur les parties de la génération d'une personne gâtée : dans ce cas les lèvres et principalement la langue qui est appliquée sur des parties infectées reçoit l'impression du virus et en porte le plus souvent les marques sensibles. »

Et plus loin, dans le même ouvrage, on lit : « Les chancres peuvent naître sur toutes les parties du corps, qui ne sont point couvertes d'une peau dense et épaisse, comme la langue, les lèvres, l'intérieur des joues, les gencives, les mamelons, les bords de l'anus, etc. »

Hunter, dans son Traité de la maladie vénérienne, dit : « Toutes les parties du corps peuvent être affectées par l'application du pus vénérien, surtout si l'épiderme est très mince. »

Mais ce n'est véritablement qu'en 1860 que l'existence et la fréquence du chancre extra-génital sont mises hors de doute par M. le professeur Fournier : « Vous ne vous laisserez pas tromper, dit-il, sur la nature véritable du chancre par le fait de son siège en dehors de la sphère génitale. Je vous le répète encore, on a trop de tendance à ne vouloir trouver le chancre que sur la verge ou sur la vulve. Or, il faut bien que vous vous pénétriez de ceci : c'est que le virus du chancre, pouvant être porté partout, peut s'implanter partout. Tous les contacts possibles imaginables peuvent devenir l'origine du chancre. Aussi rencontrerez-vous l'ulcération spécifique plus souvent que vous ne vous y attendez sans doute, quoique prévenus, sur des régions qui, par leur nature ou leurs fonctions, paraissent le moins destinées à la recevoir. »

L'expérience ne devait pas tarder à démontrer la justesse des paroles du maître. A partir de cette époque, en effet, la littérature médicale s'enrichit tous les jours de nouvelles observations cliniques concernant cette variété de chancres.

Ajoutons que les travaux qui parurent à cette époque sur la contagiosité des accidents secondaires et leur transmission sous forme d'accident primitif, vinrent jeter un jour nouveau sur l'étiologie de quelques-uns de ces chancres, en même temps qu'ils en expliquèrent la fréquence dans certaines régions.

CHAPITRE PREMIER.

Les chancres infectants extra-génitaux peuvent occuper tous les points du tégument depuis le sinciput jusqu'aux pieds; ils peuvent, par conséquent siéger soit à la tête, soit au tronc, soit aux membres, soit au cou. Mais il existe une grande différence pour la fréquence avec laquelle on les observe sur ces différentes régions.

Voici, à ce sujet, les renseignements que nous donne notre statistique (1):

Sur un total de 581 chancres infectants extra-génitaux nous avons trouvé :

Chancres céphaliques.....	413
— du tronc........	107
des membres...	54
— du cou	7
	581

Se répartissant de la façon suivante entre les deux sexes :

	Hommes	Femmes	Total
	—	—	—
Chancres céphaliques.......	286	127	413
— du tronc..........	44	63	107
— des membres.....	39	15	54
— du cou...........	5	2	7
	374	207	581

(1) Notre statistique ne comprend que des cas, relevés dans les notes particulières de M. le professeur Fournier ou observés à l'hôpital Saint-Louis pendant l'année 1886.

Ces chiffres nous montrent que :

1° Le chancre huntérien céphalique doit être considéré comme constituant de beaucoup la plus grande partie des ulcères extra-génitaux. Ce qui ne doit pas nous étonner, si nous tenons compte que la bouche est l'endroit où se montrent avec une extrême fréquence les accidents syphilitiques secondaires et que la face est, comme l'a dit M. Ricord, l'endroit favori du baiser.

Nous voyons également que le chancre céphalique est plus fréquent chez l'homme que chez la femme. Pour expliquer cette différence, ne pourrait-on faire jouer un rôle à l'infection que produit si souvent chez le premier l'usage commun de certains objets qui lui sont propres : la pipe, le rasoir ?... Les observations ne manquent pas où une telle étiologie a été notée.

2° Après les chancres de l'extrémité céphalique viennent, par ordre de fréquence, ceux qui siègent sur le tronc (en dehors des organes sexuels).

Mais, contrairement à ce que nous avons trouvé pour les premiers, ceux-ci se montrent bien plus fréquents chez la femme : chez elle, ils constituent environ le tiers des cas, tandis que chez l'homme ils n'en constituent qu'à peine le douzième.

Quelles raisons donner de ce fait ?

a) Tout d'abord la femme, par le rôle qu'elle joue dans la société comme nourrice, est exposée à une variété de chancres à laquelle l'homme échappe ou du moins devrait échapper. Nous voulons parler du chancre du sein. Si nous en trouvons quelques exemples dans le sexe masculin, le mode de contagion par lequel il se produit est bien moins fréquent que celui qui donne naissance au chancre mammaire chez les nourrices.

b) En second lieu, la femme est exposée plus que l'homme à contracter l'accident primitif à tout autre endroit qu'à la vulve. (La sodomie, cause fréquente du chancre de l'anus, s'exerce plus fréquemment d'homme à femme que d'homme à homme.)

c) Enfin, ne faut-il pas tenir compte de ce fait que le virus syphilitique, s'écoulant chez elle facilement de la vulve à l'anus, a quelque chance de venir infecter la région anale et péri-anale en dehors même de tout coït ou attouchement anormal.

3° En troisième ligne viennent les chancres des membres en proportion à peu près égale dans les deux sexes. Ce qui tient à ce que les causes de contagion chez l'un comme chez l'autre, sont à peu près identiques et égales.

4° En quatrième et dernière ligne viennent les chancres du cou.

CHAPITRE II

Du chancre infectant céphalique.

Le chancre infectant céphalique, le plus fréquent, comme nous l'avons vu, de tous les chancres extra-génitaux, peut occuper à la tête différentes régions : tantôt on le trouve à la face, tantôt à la bouche, tantôt au cuir chevelu, et, dans ces diverses régions, il se montre avec un degré de fréquence bien différent chez les mêmes individus et chez les individus de sexe différent.

C'est à la bouche, ce grand foyer de contagion, qu'on le trouve le plus souvent; et à la bouche même, il a certains sièges de prédilection (lèvres, langue, amygdales).

Nos statistiques, plus éloquentes que tous les raisonnements, vont nous fournir la preuve de cette assertion :

Sur un total de 413 chancres infectants céphaliques nous trouvons :

338 chancres buccaux
pour 75 chancres des autres régions.

Ils se subdivisent de la façon suivante :

Chancres buccaux : Hommes et Femmes, 338 cas.

	Hommes	Femmes	Total
	—	—	—
Lèvres	165	95	260
Langue	30	6	36
Amygdales	23	6	29
Gencives	5	1	6
Palais	3	—	3
Voile du palais	2	—	2
Pharynx	1	—	1
Bouche (sans autre désignation)	—	1	1
	229	109	338

Chancres céphaliques extra-buccaux : Hommes et Femmes, 75 cas.

	Hommes	Femmes	Total
	—	—	—
Menton	24	7	31
OEil et paupières	13	2	15
Joue	8	3	11
Nez	7	3	10
Oreilles	2	1	3
Tempes	1	1	2
Face	1	—	1
Front	1	—	1
Région malaire	—	1	1
	57	18	75

Un simple coup d'œil sur ces chiffres permet de se rendre compte de l'extrême fréquence des chancres buccaux aussi bien chez l'homme que chez la femme, par rapport aux autres chancres céphaliques, et, parmi les chancres buccaux, de la surabondance des chancres des lèvres.

Réunissant les deux statistiques et établissant par

ordre de fréquence absolue l'ordre des chancres céphaliques, voici le tableau que nous obtenons :

	Total	Hommes	Femmes
	—	—	—
Lèvres	260	165	95
Langue	36	30	6
Menton	31	24	7
Amygdales	29	23	6
OEil et paupières	15	13	2
Joues	11	8	3
Nez	10	7	3
Gencives	6	5	1
Palais	3	3	—
Oreilles	3	2	1
Voile du palais	2	2	—
Face	2	1	1
Pharynx	1	1	—
Bouche (sans autre désignation)	1	—	1
Tempes	1	1	—
Front	1	1	—
Région malaire	1	—	1
	413	286	127

Nous voyons, d'après ces chiffres, que le chancre labial occupe le premier rang parmi les chancres céphaliques, séparé du chancre de la langue qui vient immédiatement après lui par un écart numérique vraiment considérable.

Mais c'est surtout chez la femme qu'il est le plus fréquent; chez elle, en effet, il constitue à lui seul plus des deux tiers des cas.

Son siège est variable, voici à ce sujet comment se divisent nos 260 cas :

Chancres labiaux : Hommes et Femmes, 260 cas.

	Hommes	Femmes	Total
Lèvre inférieure.........	60	38	98
— supérieure.........	52	24	76
Commissures labiales......	6	3	9
Siège non spécifié	47	30	77
	165	95	260

Ainsi, *il siège chez l'homme comme chez la femme plus souvent à la lèvre inférieure qu'à la lèvre supérieure.* Quelquefois, il occupe les commissures labiales; d'autres fois enfin, il siège aux deux lèvres.

Pendant l'année que je passai à l'hôpital Saint-Louis, j'eus l'occasion d'observer quinze cas de chancres labiaux se subdivisant de la façon suivante :

Chancres labiaux : Hommes et Femmes, 15 cas.

	Hommes	Femmes	Total
Lèvre supérieure..........	3	1	4
— inférieure...........	1	9	10
Commissures...............	1	—	1
	5	10	15

D'après ces chiffres, il semblerait que, contrairement à ce que nous venons de dire plus haut, le chancre labial siégerait chez l'homme plus souvent à la lèvre supérieure qu'à la lèvre inférieure; mais, nous ferons remarquer le nombre de cas absolument restreints de cette statistique ne roulant que sur une année.

Dans un grand nombre de nos observations, il nous

a été impossible d'élucider l'étiologie de l'accident primitif siégeant à la lèvre ; soit que les malades ne sachent pas exactement le mode de contagion de leur chancre, soit que dans un but érotique ils se soient exposés à une contagion plus ou moins directe qu'ils n'osent pas avouer.

Dans les deux observations suivantes, le chancre labial a été transmis par le baiser.

Observation I (personnelle).

La nommé R..., confectionneuse, entre le 8 février 1886 salle Henri IV, lit n° 21.

Il y a 15 jours la malade s'est aperçue d'une gerçure siégeant sur le côté gauche de la lèvre inférieure : cette gerçure 'élargit tous les jours et fit place bientôt à une ulcération saillante; en même temps les ganglions sous-maxillaires du même côté augmentaient de volume.

A son entrée à l'hôpital la lésion se présente sous forme d'une tumeur papuleuse, ulcérée, occupant le bord libre de la lèvre inférieure, à gauche de la ligne médiane, comparable à un gros pois et reposant sur une base indurée : en même temps, il existe un engorgement ganglionnaire, dur et indolent assez considérable, sous l'angle gauche de la mâchoire.

Rien sur le corps, rien à la bouche ni aux organes génitaux.

On pose le diagnostic de chancre infectant de la lèvre inférieure.

La malade nie tout rapport anormal ; elle ajoute que la personne qu'elle voit, a du mal dans la bouche, et qu'elle a bien pu « attraper son mal en l'embrassant ».

La cicatrisation du chancre se fit d'une façon régulière.

L'apparition de la roséole, le 20 février était venue confirmer le diagnostic.

Observation II (personnelle).

La nommée R..., âgée de 27 ans, couturière, entre le 6 mars 1886, salle Henri IV, lit n° 35, porteur à la partie latérale gauche de la lèvre supérieure d'une tumeur papilliforme, ulcérée, à fond rougeâtre et à base indurée dont le début remonte à un mois. Il existe en même temps une adénopathie sous-maxillaire gauche absolument indolente.

A la vulve, nous trouvons des syphilides vulvaires et sur le tronc des syphilides papuleuses.

De par les caractères objectifs de la lésion de la lèvre, et du bubon satellite, on diagnostique chancre infectant de la lèvre supérieure.

Cette malade encore vierge, nous dit qu'il y a 2 mois, elle a été embrassée sur les lèvres par le garçon de magasin où elle travaille, et que le garçon passe pour être malade.

Nota B. — Nous avons noté chez cette malade une éruption de papules beaucoup plus confluentes que partout ailleurs au niveau d'un vésicatoire appliqué sur le bras gauche il y a une quinzaine de jours.

30 mars. Le chancre est complètement cicatrisé.

Chez un autre de nos malades, nous avons été obligé d'admettre un mode de contagion tout particulier pour expliquer le siège de l'accident primitif aux commissures.

Observation III (personnelle).

Le nommé G..., âgé de 53 ans, serrurier, entre le 20 novembre 1886, salle St-Louis, lit n° 75 pour une ulcération de la commissure labiale gauche.

Cette ulcération superficielle, lisse, est recouverte d'un enduit blanchâtre présentant l'aspect d'une fausse membrane Explorée à sa base, cette lésion fournit la sensation d'une induration franchement accusée, de consistance parcheminée. Le ganglion sous-maxillaire du côté correspondant est très volumineux, dur et indolent.

Le malade nie tout antécédent vénérien et sur le corps on ne trouve trace d'aucune lésion, soit ancienne, soit récente.

Ce chancre, car le diagnostic ne saurait être douteux, est survenu il y a 4 semaines environ; le malade nous affirme n'avoir pas vu de femmes depuis 5 mois et n'avoir embrassé personne : mais il a l'habitude de boire aux fontaines Wallace, dans le gobelet commun. La communauté de ce gobelet donne à notre avis la clé du mystère.

Quelques jours après son entrée, en même temps qu'apparaissait de la céphalée nocturne, le corps se recouvrait d'une roséole érythémateuse.

Le 15 décembre, le chancre était complètement cicatrisé.

Dans un cas nous avons trouvé cinq chancres labiaux.

Observation IV (personnelle).

Le nommé B..., âgé de 23 ans, coiffeur, entré à l'hôpital le 29 mai 1886, salle St-Louis, lit n° 4, pour des ulcérations des lèvres et de la face interne des joues datant de 8 jours.

A son entrée, on constate sur la lèvre inférieure 4 érosions siégeant à la face postérieure, sans bords bien nets: arrondies présentant une aire mesurant environ 5 à 7 millim. Ces érosions superficielles présentent un fond lisse, uni, poli, comme vernissé : ce fond est rouge, la base de ces érosions présente à l'exploration une induration nettement folliacée.

Il existe une lésion semblable à la face interne de la joue droite.

A chaque angle de la mâchoire, gros bubon présentant tous

les caractères du bubon syphilitique, c'est-à-dire dur et indolent.

Diagnostic : 5 chancres syphilitiques labiaux.

Réparation et cicatrisation assez rapide des lésions.

Apparition de la roséole dans le courant de juin.

C'est là un cas de chancres infectants labiaux multiples. Or un des caractères propres aux chancres syphilitiques, c'est l'unicité ; il faut donc savoir et on évitera ainsi bien des erreurs de diagnostic, que, dans certains cas, l'infection syphilitique primitive peut se manifester sous forme de lésions initiales multiples. Le fait, du reste, n'est pas aussi rare qu'on serait porté à le croire ; M. le professeur Fournier nous a dit avoir observé l'année dernière en ville, un cas de cinq chancres labiaux. Or ces chancres, comme nous l'a fait observer maintes fois notre éminent maître, ne se sont pas inoculés par voisinage comme cela se voit dans le cas de chancres mous, ce sont tous des chancres de même date, des chancres contemporains.

Voici une observation qui emprunte un véritable intérêt à des considérations différentes.

Observation V (personnelle).

Le nommé F..., âgé de 20 ans, employé, entre salle St-Louis lit n° 67, le 8 mai 1886.

A la lèvre supérieure et un peu à gauche, on constate sur le bord libre, à cheval sur la face muqueuse et sur la face cutanée de la lèvre, une ulcération saillante, du diamètre d'une pièce de 50 centimes, recouverte d'une croûte brunâtre indurée de base, datant de 5 semaines.

Du même côté, volumineux engorgement ganglionnaire, sous l'angle de la mâchoire, remontant jusqu'au lobule de l'oreille : à ce niveau, la peau est tendue, luisante, rouge et très douloureuse.

Blennorrhagie datant de 15 jours, sur le tronc début de roséole.

Diagnostic : chancre ecthymateux de la lèvre supérieure : bubon symptomatique. Blennorrhagie ; roséole au début.

Rien de précis quant à la genèse vénérienne de l'accident primitif.

Traitement antisyphilitique et cataplasmes.

En quelques jours les phénomènes inflammatoires qui existaient au niveau du bubon disparurent : mais l'adénopathie persista longtemps encore après la cicatrisation du chancre.

Deux points intéressants dans cette observation :

1° L'aspect croûteux, ecthymateux, sous lequel se présente l'accident primitif.

2° La grosseur du bubon, sa sensibilité à la pression et la rougeur de la peau à son niveau. Ce dernier fait est-il très rare ? Non, il arrive en effet dans certains cas, lors de chancre syphilitique labial, que les ganglions sous-maxillaires deviennent considérables, voire même quelquefois suppurent. Or, dans le cas où l'état des dents n'est pas mauvais, cette marche subaiguë du bubon a été attribuée par certains auteurs au mouvement de la mâchoire et des lèvres.

Les observations suivantes ne présentent qu'un intérêt secondaire ; néanmoins la recherche d'un chancre extra-génital possible, et dans ce cas la découverte d'un chancre labial, nous a permis d'établir la porte d'entrée de la syphilis dont ces malades étaient atteints.

Observation VI (personnelle).

La nommée F..., se présente à la consultation pour des syphilides papuleuses disséminées sur le corps; elle ne se doute pas qu'elle a la syphilis; « Elle n'a jamais eu de mal aux parties, nous dit-elle ». Nous ne constatons, en effet, rien à la vulve, ni aucune trace d'adénopathie inguinale : mais à la lèvre inférieure nous trouvons une cicatrice déprimée, brunâtre, indurée de base et accompagnée d'une adénopathie sous-maxillaire correspondante.

La malade a eu à cette place, il y a environ un mois, un bouton qui ne l'a pas fait souffrir, qui a peu suppuré et qui a duré 4 semaines; il n'est cicatrisé que depuis quelques jours seulement : l'éruption du corps ne remonte pas elle-même à plus d'une semaine.

Diagnostic : chancre infectant de la lèvre.

Observation VII (personnelle).

Le nommé N..., âgé de 24 ans, journalier, entre le 15 mai 1886, salle Saint-Louis, lit n° 78.

Il vient à l'hôpital pour une éruption datant de huit jours, et absolument aprurigineuse.

Quand on examine le malade, on le trouve porteur d'une syphilide érythémateuse en pleine efflorescence, qui occupe le tronc.

Du côté des organes génitaux où se portent les premières recherches, pas trace de chancre, ni d'adénopathie inguinale : mais à la lèvre supérieure, nous trouvons une cicatrice rouge brun; à ce niveau, on sent une légère induration. Il y a encore un peu d'engorgement ganglionnaire sous-maxillaire du même côté.

Cette cicatrice provient d'un bouton que le malade a eu à la lèvre, il y a deux mois, bouton qui s'est accompagné d'une grosseur indolente au cou, qui est resté plus d'un mois et demi à se cicatriser, et qui a précédé de plus de cinq semaines l'éruption actuelle du tronc.

Diagnostic : chancre infectant de la lèvre supérieure.

Observation VIII (personnelle).

La nommée H..., 25 ans, couturière, entre le 20 mars 1886, salle Henri IV, lit n° 5.

Début de la maladie, il y a trois mois, par une gerçure siégeant sur le bord libre de la lèvre inférieure à gauche de la ligne médiane qui s'agrandit petit à petit et présenta bientôt la forme d'une ulcération large environ comme l'ongle de l'annulaire. Il y avait en même temps un bubon sous-maxillaire correspondant.

A la place de la lésion primitive on trouve une cicatrice brunâtre, présentant encore, après plusieurs semaines de guérison, une induration parcheminée de base, très nette. Il subsiste également un reste de l'adénopathie sous-maxillaire symptomatique.

En même temps la malade a une céphalée très intense, des syphilides papuleuses disséminées sur le corps et des syphilides buccales.

Diagnostic : chancre labial.

Observation IX (personnelle).

La nommée L..., entre à l'hôpital pour des syphilides papulo-croûteuses du front et des oreilles.

Elle a été soignée, il y a cinq mois, dans le service de M. Guibout pour un chancre de la lèvre inférieure dont il ne reste aujourd'hui aucune trace.

Le diagnostic rétrospectif du chancre labial est rendu plus facile encore dans le cas où, après la cessation de l'ulcère, il subsiste un reste de la tuméfaction parfois considérable qui accompagne dans certains cas le chancre de cette région.

L'observation suivante en est une preuve.

Observation X (due à l'obligeance de mon ami et collègue M. Charles de la Nièce).

La nommée D..., âgée de 18 ans, plumassière, entre, le 22 octobre 1886, à l'hôpital Saint-Louis dans le service de M. le professeur Fournier, salle Henri IV, lit n° 36. La malade à son entrée se plaint de souffrir de la gorge depuis plusieurs semaines.

A l'examen, les amygdales, les piliers antérieurs du voile du palais paraissent recouverts de syphilides érosives, en nappe, présentant sur certains points un aspect ulcéreux.

La malade présente en outre sur le tronc des traces de roséole en voie d'effacement, des syphilides palmaires, et des croûtes dans le cuir chevelu.

Rien à la vulve, quelques ganglions dans le pli inguinal droit, rien à gauche.

Au contraire, une adénopathie cervicale très marquée : des ganglions multiples, gros, indolents.

Un reste d'une adénopathie sous-maxillaire gauche.

La lèvre inférieure présente sur sa partie gauche une légère tuméfaction : à ce point on sent un reste d'induration.

La malade nous dit qu'elle n'a jamais rien eu à la vulve ; mais il y a trois mois elle aurait eu un bouton au niveau du point induré que nous avons senti à la lèvre ; ce bouton se serait ulcéré et serait resté plusieurs semaines avant de se cicatriser. Il y a toute vraisemblance pour que c'ait été l'accident initial.

Elle est enceinte de 4 mois 1/2.

Depuis un mois environ sa santé qui, auparavant, était très bonne s'est notablement altérée ; elle ressentait un malaise, une courbature générale ; elle n'avait pas la force de travailler ; elle n'avait pas d'appétit, pas de sommeil. Elle a été obligée de s'aliter, il y a huit jours ; à cette époque elle avait une diarrhée assez abondante.

Ces symptômes généraux ont persisté depuis huit jours : la langue est un peu saburrale, mais humide. Le ventre n'est pas ballonné, mais il est douloureux à la pression dans toute son étendue ; pas de taches rosées.

La rate n'est pas appréciable à la percussion.

La malade ne tousse pas, et la percussion et l'auscultation ne révèle rien d'anormal.

Pas de trouble de la sensibilité, pas d'albumine dans les urines.

La température n'est pas très élevée: elle oscille entre 37°,2 et 37°,9. Le pouls est fréquent (130).

En résumé ces symptômes, qui rappellent un état typhoïde, semblent devoir être rapportés à la syphilis ; mais sous quelle influence se sont-ils développés ? La malade se porte bien habituellement, elle n'a jamais fait de maladie, elle n'a pas eu de fièvre, pas d'accident strumeux dans l'enfance ; elle ne tousse pas, elle ne présente aucun signe qui permette de penser à la tuberculose, bien que son père et sa mère soient morts de la poitrine.

En somme, réserve faite pour les antécédents héréditaires, c'est la grossesse qui semble être ici le facteur de gravité.

Traitement antisyphilitique.

La marche ultérieure de la maladie a confirmé pleinement le diagnostic qui avait été porté : typhose secondaire, et la malade sortait de l'hôpital le 25 janvier complètement rétablie.

En dehors de l'intérêt particulier que présente cette observation pour notre travail, nous ferons remarquer qu'elle vient confirmer cette parole de M. le professeur

Fournier : « chacun se fait sa vérole à son image, suivant son tempérament, ses habitudes, son hygiène, etc. On ne doit qu'à soi-même la forme de vérole que l'on a. »

Chez notre malade en effet, la syphilis a présenté une marche anormale, des accidents particuliers, en raison de la perturbation apportée dans l'économie par la grossesse.

Les observations suivantes nous montrent les différents aspects que peut revêtir le chancre labial.

Observation XI (personnelle).

La nommée L..., âgée de 25 ans, entre le 1er septembre à l'hôpital Saint-Louis, salle Henri IV, lit n° 30.

Il y a environ deux mois, la malade s'est aperçue d'une petite érosion à la lèvre inférieure qui s'est étendue peu à peu et s'est recouverte d'une petite croûtelle.

Actuellement on constate sur la partie médiane du bord libre de la lèvre inférieure une ulcération de la largeur d'une pièce de 50 cent., recouverte d'une croûtelle noirâtre. Sous cette croûte, on trouve un fond légèrement ulcéré, rougeâtre, saignant facilement et se continuant presque insensiblement avec les tissus sains périphériques. Cette ulcération repose sur une base très nettement indurée. Double adénopathie sous-maxillaire ; les ganglions sont tuméfiés, durs, indolores. En outre depuis quelques jours la malade présente une roséole papulo-érythémateuse.

Diagnostic : chancre infectant de la lèvre inférieure. Rien de particulier dans la marche de la lésion.

Observation XII (personnelle).

M. A..., vient à la consultation le 29 mars 1886, pour une ulcération du bord libre de la lèvre inférieure datant de quinze jours à trois semaines.

La lésion se présente sous la forme d'une érosion, sans borne et sans ressaut, lisse, vernie, rouge, de couleur chair musculaire, dure de base, et accompagnée d'un engorgement ganglionnaire sous-maxillaire correspondant.

Rien ailleurs.

Diagnostic : chancre de la lèvre inférieure.

Il revient quinze jours après avec une roséole occupant tout le tronc. Le chancre est à peu près cicatrisé.

Observation XIII (personnelle).

La nommée H..., âgée de 27 ans, couturière, se présente à la consultation le 8 juin 1886, pour une lésion située sur la partie médiane de la lèvre inférieure datant de deux mois et demi. Cette lésion recouverte d'une croûte ne présente aucun caractère objectif spécial : mais elle est accompagnée d'une adénopathie située sous les deux branches des mâchoires et d'une adénopathie rétrogénienne.

Enfin on trouve la confirmation de la lésion sur la peau qui apparaît recouverte d'une roséole naissante, fleur de pêcher.

A la région thénar de la main droite, début d'une syphilide papuleuse.

Rien aux organes génitaux ni à l'anus.

Diagnostic : chancre labial.

Observation XIV (personnelle).

Mme L. âgée de 30 ans, couturière, se présente à la consultation le 9 juin 1886 pour une lésion croûteuse datant de trois semaines, et siégeant sur le bord libre de la lèvre inférieure. Cette lésion, par suite de la croûte qui la recouvre, ne présente aucun caractère objectif spécial : mais elle a une base indurée et est accompagnée d'une adénopathie sous-maxillaire correspondante au côté où siège la lésion.

Rien sur le corps ni aux organes génitaux.

Le diagnostic de chancre labial est porté avec réserve et on recommande à la malade de revenir dans une quinzaine de jours. La malade revient 3 semaines après : à ce moment le tronc est recouvert de syphilides papuleuses.

Sur la lèvre, à la place de la lésion que nous avions observée existe une cicatrice d'un rouge brun foncé, encore dure de base ; l'adénopathie sous-maxillaire est encore très marquée.

Le diagnostic porté lors de sa 1re visite est confirmée.

Observation XV (personnelle).

La nommée P..., âgée de 32 ans, chapelière se présente à la consultation pour une érosion située à la lèvre supérieure du côté gauche, érosion superficielle ne présentant pas de bords bien limités, de 6 à 7 mm. de diamètre, à fond lisse, rouge, indurée de base et accompagnée du bubon symptomatique. Cette lésion date de quinze jours; la malade est mariée et ne peut ou ne veut nous donner aucun renseignement sur la provenance de cette lésion qui paraît bien vraisemblablement être un chancre labial. Malheureusement la malade qui en ce moment n'avait aucune éruption sur le corps n'est pas revenue.

Certaines lésions spécifiques des lèvres simulent le chancre labial et le diagnostic en est parfois fort difficile, d'autant plus difficile que ces lésions sont assez rares. Aussi prenons-nous la liberté, sortant en cela un peu du cadre que nous nous étions tracé au commencement de ce travail, de mettre sous les yeux deux cas intéressants.

Observation XVI (personnelle).

Le nommé N..., âgé de 28 ans, bijoutier, se présente à la consultation le 3 avril 1886, pour des ulcérations situées à la lèvre supérieure et à la commissure labiale gauche.

Voici ce que nous raconte ce malade :

En 1879 il aurait été soigné au Midi pour une blennorrhagie et un chancre induré de la verge : les accidents secondaires conséoutifs au chancre auraient été assez bénins.

Dequis 2 ans environ, il ressent de temps en temps des maux de tête, surtout violents la nuit.

Il y a 2 mois il s'aperçut un jour d'une petite tumeur siégeant au niveau du bord libre de la lèvre inférieure, tumeur qui finit par s'ulcérer.

Presque en même temps apparaissaient, immédiatement en dehors de la commissure labiale gauche, deux autres petites grosseurs qui ne tardèrent pas également à s'ulcérer, à se rejoindre et à se recouvrir d'une croûte jaune brunâtre.

Quand il se présente à la consultation, voici ce que l'on constate :

1° Sur le bord libre de la lèvre supérieure du côté gauche une ulcération arrondie, légèrement creuse, à bord peu entaillé, à fond rouge, sale et indurée de base ;

2° En dehors de la commissure labiale gauche une lésion

croûteuse, semblant serpigineuse et également indurée de base.

Pas d'adénopathie sous-maxillaire.

En raison de la multiplicité des lésions, de l'absence de tout bubon et des antécédents du malade M. le professeur Fournier porte le diagnostic de syphilides gommeuses de la lèvre et lui ordonne de l'iodure de potassium.

Le traitement confirme le diagnostic, car un mois après environ, le malade nous arrive avec des lésions complètement cicatrisées.

Observation XVII (personnelle)

Le nommé C..., âgé de 35 ans, se présente à la consultation pour une lésion ulcéreuse de la partie gauche de la lèvre supérieure. Cette lésion de forme arrondie, large environ, comme l'ongle de l'annulaire, ulcéreuse, reposant sur une base nettement indurée, simule un véritable chancre induré de la lèvre.

Elle date de 2 mois.

Mais on ne trouve pas le compagnon habituel du chancre, le bubon sous-maxillaire ; enfin le fond de cette ulcération n'est ni rouge ni gris, mais plutôt légèrement jaunâtre et à la partie supérieure les bords sont légèrement abrupts.

En dernière analyse, quand on interroge le malade on apprend qu'il a eu la syphilis en 1882.

Il présente actuellement dans la tête plusieurs lésions croûteuses spécifiques.

Rien ailleurs.

En raison des caractères objectifs que présentent le fond et les bords de la lésion, mais surtout en présence de l'absence du bubon symptomatique et des antécédents du malade on diagnostique : lésion gommeuse chancriforme de la lèvre.

Le traitement n'a pas tardé à confirmer le diagnostic.

Ainsi, bien que les gommes labiales soient des accidents assez rares de la syphilis tertiaire, elles devront toujours néanmoins être présentes à l'esprit du médecin quand il voudra déterminer la nature d'une lésion ulcéreuse des lèvres.

Après le chancre syphilitique labial, mais bien loin derrière, vient le chancre syphilitique de la langue ; le nombre des cas que nous avons réunis s'élève à 36, se décomposant ainsi :

	Hommes	Femmes	Total
Siège indéterminé	24	3	27
Pointe	2	1	3
Bord : partie antérieure	1	2	3
Face dorsale : partie antérieure	2	—	2
— partie postérieure	1	—	1
	30	6	36

D'après ces chiffres, le chancre lingual s'observerait plus souvent chez l'homme que chez la femme et il siégerait de préférence à la pointe de l'organe.

Le seul chancre lingual que j'ai eu l'occasion d'observer pendant mon année à St-Louis se trouvait chez un homme.

Observation XVIII (personnelle)

Le nommé H..., âgé de 29 ans, marchand, entre à l'hôpital salle St Louis, lit n° 2, le 11 septembre 86.

Rien à signaler dans les antécédents du malade, sinon qu'il a eu il y a 4 ans, étant au Sénégal, des fièvres intermittentes.

Il se présente actuellement avec une éruption constituée par des syphilides papuleuses et papulo-squameuses disséminées sur le tronc et remontant à quelques jours.

En outre sur la langue, à l'extrémité antérieure de la face dorsale, on constate une ulcération du diamètre d'une pièce de 1 franc, à fond rose plus foncé que le reste de la langue, sans bords nettement limités et présentant une induration des plus nettes : il y a un mois et demi qu'il s'est aperçu pour la première fois de cette lésion ulcéreuse qui le gênait pour manger.

On trouve en même temps une adénopathie sous-maxillaire bilatérale.

Rien aux parties génitales ; pas trace d'adénopathie inguinale.

Nous avons vraisemblablement affaire à un chancre induré de la langue.

Quant à l'étiologie, le malade ne peut ou ne veut fournir aucun renseignement.

Dans ce cas le chancre s'est montré à nous revêtant l'aspect du chancre ordinaire, c'est-à dire dépourvu de cette teinte opaline qu'il revêt assez souvent et qu'on a attribuée à la macération qu'il subit du fait de son contact incessant avec la salive.

Tout autre est l'observation suivante que j'ai relevée dans les notes de M. le professeur Fournier :

Il s'agit d'un malade se présentant porteur au niveau de la pointe de la langue d'une ulcération de forme ovoïde, occupant non-seulement la pointe, mais empiétant de 4 à 5 mm. et sur la face supérieure et sur la face inférieure. Les bords sont nettement dessinés, réguliers, sans élévation et se continuant par une pente insensible avec la surface de l'ulcération.

Le fond de l'ulcération est grisâtre, floconneux.

L'ulcération saigne facilement et gêne le malade pour la mastication et la parole.

Adénopathie dans les deux loges maxillaires.

Il y a trois semaines que la maladie a débuté par un bouton de la dimension d'un petit pois sur la pointe de la langue. Ce bouton était blanchâtre, très douloureux, gênait la mastication et l'articulation des mots.

Le mode de contagion doit être cherché dans l'habitude qu'a le malade de fumer dans la première pipe venue.

Chez les deux malades dont l'observation vient d'être décrite, l'accident primitif a causé une certaine gêne. soit dans l'acte de la mastication, soit dans l'acte de la parole.

C'est là un accident qui ne doit pas nous surprendre, étant donné le siège de la lésion.

En troisième ligne et presque sur le même rang viennent le chancre de l'amygdale et le chancre du menton : c'est du moins la conclusion que nous sommes autorisés à déduire de nos statistiques qui nous ont donné :

29 chancres amygdaliens
et 31 chancres du menton.

Le chancre de l'amygdale est de date récente. En 1852, Velpeau écrivait : « Le développement d'un chancre primitif sur l'amygdale paraît évidemment impossible chez un homme surtout. »

Ce chancre n'est pas d'une rareté aussi absolue qu'on veut bien le dire, puisque sur un total de 581 chancres extra-génitaux, nous avons trouvé 29 chancres de l'amygdale. Sa rareté provient des difficultés de diagnostic qui font que très souvent il est méconnu : un malade se présente en juin 1886 à la consultation de M. le professeur Fournier, porteur d'une roséole typique datant d'une dizaine de jours. M. Fournier constate un chancre sur une amygdale avec syphilides érosives au pourtour et en même temps une adénopathie rétro-pharyngienne. Nulle adénopathie ailleurs. Le malade raconte que vers la Pentecôte, on l'a cautérisé plusieurs fois pour un soupçon d'angine couenneuse. Il souffrait de la gorge depuis un certain temps, et avait un bubon au cou sur lequel on avait mis des sangsues.

La structure des tonsilles « avec leurs larges lacunes habituellement béantes » où les liquides virulents trouvent un endroit propice pour séjourner dans la cavité buccale, rend compte en partie de la fréquence de l'ulcère primitif en cet endroit.

Enfin, sa fréquence, plus grande chez l'homme que chez la femme (nos 29 cas se décomposent, en effet, de la façon suivante :

Hommes......	23 cas.
Femmes	6 —

nous montre que si le coït *ab ore*, variété péno-buccale, entre en ligne de compte dans son étiologie, il n'en est pas la cause la plus fréquente et le baiser buccal, qui, par l'aspiration qu'il produit, attire vers le fond de la gorge le virus syphilitique, est la véritable cause de l'affection.

C'est dans ce dernier mode de contagion que doivent être rangées les deux observations suivantes :

Observation XIX (personnelle).

La malade entre à l'hôpital pour des lésions ulcéreuses multiples, disséminées sur les petites lèvres. Ces lésions à bords anfractueux, à fond jaunâtre, gris, sont à différentes périodes de leur évolution : quelques-unes encore toutes jeunes présentent une disposition en cratère très nette.

Mêmes lésions au niveau du clitoris, à la face interne de la grande lèvre et autour de l'anus.

En outre, on trouve de chaque côté, dans l'aine, de gros ganglions.

Enfin une roséole naissante couvre le tronc. Les premiers boutons à la vulve dateraient d'un mois à peine ; avant la malade n'aurait jamais rien eu.

D'autre part, il y a un mois environ, la malade a eu un mal de gorge qui a duré assez longtemps ; elle n'en souffrait pas beaucoup ; c'était une simple sensation d'agacement, de brûlure.

Si l'on examine l'arrière-gorge on voit que l'amygdale gauche est augmentée de volume ; vers la partie moyenne de sa face antérieure, il y a une cicatrice, et enfin au toucher on sent une induration des plus nettes.

A la région cervicale du même côté, on trouve un gros ganglion dur, indolent.

La malade n'est pas sujette aux maux de gorge ; aussi en présence des commémoratifs et des signes objectifs que présente la malade au niveau de sa gorge, est-il vraisemblable d'admettre que c'est sur l'amygdale qu'a évolué l'accident primitif qui explique la roséole.

Quant aux lésions vulvaires, ce sont des chancres mous ; ce que confirme une inoculation pratiquée sur le bras droit de la malade avec la matière sécrétée par ces lésions, inoculation qui donne un résultat positif.

La malade part trois jours après son entrée.

Observation XX (personnelle).

Le nommé E...se présente à la consultation le 11 juillet 1886 pour une lésion de l'amygdale gauche datant de trois semaines et qui est un peu douloureuse.

Cette lésion se présente sous forme d'une ulcération de la largeur d'une pièce de 50 cent., occupant toute l'amygdale qui est augmentée de volume et dure au toucher ; ulcération à bords nettement découpés, à fond légèrement anfractueux et jaunâtre.

L'amygdale du côté opposé présente un certain degré d'hypertrophie, mais au toucher sa consistance est normale.

Engorgement ganglionnaire sous-maxillaire du côté gauche dur et indolent.

Rien sur le corps ni aux organes génitaux. Le malade nous dit que deux ou trois semaines environ avant le début de son mal de gorge, il a eu des rapports avec une femme suspecte et qu'il l'a embrassée plusieurs fois sur la bouche.

Diagnostic : chancre infectant de l'amygdale. On institue le traitement antisyphilitique et l'on recommande au malade de revenir dans une quinzaine de jours ; lorsqu'il revient 15 jours après, on constate sur le corps une éruption spécifique typique.

Le chancre du menton comme son congénère, le chancre amygdalien est également plus fréquent chez l'homme que chez la femme, de ce fait, voici la preuve :

Chancre du menton, hommes et femmes, 31 cas:

Hommes......	24 cas.
Femmes......	7 —

Il reconnaît souvent pour cause le rasoir banal; et cela nous explique sa fréquence plus grande chez l'homme.

Observation XXI (personnelle).

Le nommé G..., âgé de 18 ans, peaussier, se présente le 25 mai 1886 à la consultation pour des syphilides confluentes occupant tout le tronc.

Quand on l'examine, on ne trouve rien aux organes génitaux; du reste, le malade qui est intelligent nous dit que plusieurs semaines avant cette éruption, il a eu au menton une lésion croûteuse qui a persisté longtemps et s'est accompagnée d'un gonflement ganglionnaire sous-maxillaire bilatéral non douloureux.

Il existe en effet à l'endroit où siégeait la lésion indiquée par le malade, au-dessous du pli mento-labial, une macule cicatricielle, large environ comme l'ongle du petit doigt, d'une couleur rouge foncé; en même temps persiste la trace de l'adénopathie sous-maxillaire dont nous a parlé le malade.

L'éruption actuelle date de 4 semaines environ et la lésion du menton, cicatrisée depuis un mois, a précédé l'éruption de 5 semaines.

Le malade nous affirme qu'il y a plus de 5 mois qu'il n'a vu aucune femme; mais il se rappelle fort bien que le bouton du menton a été consécutif à une écorchure que lui a faite le barbier qui le rase d'habitude. On porte le diagnostic de chancre infectant probable du menton.

Observation XXII (personnelle).

Le nommé C... entre le 24 juillet 1886 pour une lésion située au-dessous de la lèvre inférieure au niveau du pli mento-labial en même temps que pour des syphilides papulo-érythémateuses occupant tout le tronc.

Il y a 2 mois, il s'est aperçu d'un petit bouton au menton ; mais il n'y attacha aucune importance, pensant qu'il s'était coupé avec son rasoir.

Cependant le bouton augmentait et s'ulcérait ; bientôt l'ulcération se recouvrait d'une croûte et 4 semaines environ après, apparaissaient des taches rouges sur le corps.

Quand le malade se présente à l'hôpital, nous constatons une ulcération arrondie, en partie cicatrisée, en partie recouverte d'une croûtelle brunâtre et ne présentant comme caractères objectifs du chancre infectant qu'une induration assez prononcée de la base.

Cette lésion est accompagnée d'une adénopathie sous-maxillaire occupant la ligne médiane et les côtés.

Rien aux organes génitaux.

Syphilides papulo-érythémateuses disséminées sur la figure et le tronc.

Diagnostic : chancre du menton.

Le malade marié, père de famille, d'une conduite exemplaire, d'après ses dires, ayant émis la supposition que le rasoir dont il se sert pour se raser lui-même aurait pu être contagionné par un sien beau-frère qui se sert du même rasoir et qui aurait du mal à la figure, nous avons fait venir la personne incriminée qui nous a paru absolument indemne de toute syphilis et n'avoir à la figure que des boutons d'acné.

Peut-être le malade a-t-il commencé par avoir une plaie simple au menton et a-t-il contagionné cette plaie en y portant ses doigts infectés ; d'autant plus que sa femme que nous n'avons pas pu malheureusement examiner, n'ayant pas voulu venir, nous a paru très suspecte d'après ses dires.

L'observation suivante est intéressante par la multiplicité des chancres.

Observation XXIII (personnelle).

La nommée B...,âgée de 36 ans, femme de ménage, vient à la consultation pour des syphilides papuleuses de la face (décembre 1886). Elle nous raconte que vers la fin d'août il lui vint trois ulcérations au menton, qui s'accompagnèrent d'adénopathie sous-maxillaire indolente. A la suite elle eut des plaques rouges sur la peau et fut soignée à Bichat où on lui fit prendre des pilules de sublimé.

Elle eut de la céphalée nocturne pendant quelque temps. Actuellement on trouve au menton la trace de trois chancres sous forme de macules rouge brunâtre et il subsiste encore un léger degré d'adénopathie sous-maxillaire bi-latérale.

Sur le front et à la lèvre supérieure, on trouve le derme infiltré et sur la peau, à ce niveau, des syphilides papulo-squameuses en voie de disparition.

Syphilides ulcéreuses des lèvres et des commissures labiales.

Syphilides érosives vulvaires.

Diagnostic : cicatrices de trois chancres du menton.

Le chancre de l'œil ne vient qu'au quatrième rang, dans notre tableau, contrairement à l'opinion de certains auteurs qui l'ont placé immédiatement après le chancre labial.

Nous l'avons trouvé plus souvent chez l'homme que chez la femme. Voici, en effet, comment se décomposent nos 15 cas :

Hommes......	13 cas.
Femmes......	2 —

Le chancre de l'œil peut siéger soit sur la face cutanée de la paupière, soit sur le bord libre de la paupière, soit sur la conjonctive. On a cité, mais les cas en sont très rares, des chancres développés sur la conjonctive bulbaire et sur la cornée.

Les modes de contagion sont nombreux et à peu près identiques à ceux des chancres céphaliques en général. Mais, parmi eux, il en est un dont nous n'avons pas encore parlé et qui doit être incriminé, quand il s'agit de chancres faciaux, dans la plupart des cas où il est impossible d'élucider l'étiologie du chancre, et où on est certain que le malade ne cache absolument rien sur la façon dont a pu se produire l'infection. Nous voulons parler de la sputation. Quoi d'étonnant à ce qu'une parcelle de salive, lancée par une personne porteur d'accidents spécifiques buccaux, vienne contaminer une plaie ou une muqueuse de la face?

Voici, du reste, deux observations de chancres de l'œil, auxquelles il serait bien difficile de donner une autre origine :

Observation XXIV (personnelle).

1er *cas.* — Le nommé T..., âgé de 12 ans, entre à l'hôpital Tenon, dans le service de M. Strauss, pour une lésion exulcérative du grand angle de l'œil gauche ; cette lésion reposait sur une base dont il était difficile de percevoir l'induration, vu son siège et la tuméfaction qui avait envahi la peau du voisinage. Elle était accompagnée d'un bubon sous-maxillaire correspondant, absolument indolent. M. Strauss porta le diagnostic de chancre induré de l'œil, et l'envoya dans le service de M. le professeur Fournier.

Quand il se présente à l'hôpital, le 28 novembre 1886, on constate, dans le grand angle de l'œil gauche, une cicatrice rougeâtre, présentant encore à son centre une petite croûte. Au niveau de cette cicatrice, la peau est tuméfiée et indurée; en outre, il existe un bubon sous-maxillaire gauche très volumineux.

Mais le retentissement du chancre ne s'est pas arrêté au premier groupe ganglionnaire ; toute la chaîne ganglionnaire qui s'étend du maxillaire au creux sus-claviculaire est prise. (Remarque importante au point de vue de la pathogénie de l'infection syphilitique.)

L'enfant est également porteur d'une roséole papuleuse.

Nous n'avons pas vu les parents de l'enfant, mais, d'après les renseignements qui nous sont donnés, ils seraient sains. D'un autre côté, l'enfant nous affirme qu'il ne s'est laissé embrasser par personne.

Observation XXV (personnelle).

2e *cas.* — Le nommé V..., âgé de 14 ans, entre, le 3 décembre 1886, salle Saint-Louis, lit n° 18.

Rien de particulier à signaler dans ses antécédents héréditaires; dans ses antécédents personnels, nous trouvons des maux d'yeux et une fièvre typhoïde. Enfin, il nous dit que, de tout temps, il a eu de grosses glandes au cou.

Il y a trois semaines environ, son œil l'a picoté en même temps qu'il y avait du larmoiement et un certain degré de conjonctivite.

Inquiet, il regarda et aperçut, en abaissant la paupière inférieure, un petit bouton siégeant sur la conjonctive palpébrale, près de l'angle externe de l'œil gauche. Quelques jours après, la paupière se tuméfiait, devenait violacée, et il se produisait en même temps une tuméfaction dure, mais tout à fait indolente, des ganglions rétro-maxillaires.

Quand il entre à l'hôpital, voici ce que nous constatons :

La paupière inférieure de l'œil gauche est œdématiée à sa partie externe, et légèrement rougeâtre.

La conjonctive bulbaire, au niveau de l'angle externe, est hyperhémiée.

En abaissant la paupière inférieure, on aperçoit la conjonctive palpébrale très rouge, et présentant à sa partie externe une lésion exulcéreuse du diamètre d'une grosse lentille, sans bords très nets, et tout autour la muqueuse est rugueuse au toucher, comme chagrinée. Au niveau de cette lésion, on sent, à travers la paupière, un noyau dur.

Adénopathie correspondante volumineuse, dure et indolente, rétro-maxillaire et sous-maxillaire.

Le retentissement du chancre ne s'est pas arrêté au premier groupe de ganglions, il a envahi toute la chaîne ganglionnaire du cou.

Rien sur le corps.

Diagnostic : chancre infectant de l'œil.

Les parents de l'enfant sont sains, nous les avons vus. Ils nous donnent d'excellents renseignements sur leur fils, et lui-même nous affirme que personne ne l'a embrassé sur l'œil.

En présence de l'état sain des parents et des affirmations de ces deux enfants, nous sommes obligé de rejeter un des modes principaux de contagion des chancres faciaux : le baiser ; et d'admettre que la contamination est due à la sputation.

Chez un autre de nos malades, il s'agit d'un mode de contagion que nous avons déjà noté.

Observation XXVI (personnelle).

Le nommé B..., âgé de 46 ans, journalier, entre, le 2 février 1886, salle Saint-Louis, lit n° 5.

Il présente, au niveau de l'angle interne de l'œil gauche, une ulcération croûteuse, large environ comme l'ongle de l'annulaire ; les croûtes enlevées, on constate que le fond de cette ulcération est rouge, uni, lisse. La base est manifestement indurée. Les paupières sont un peu œdématiées, et l'œil ne s'ouvre pas aussi largement que celui de l'autre côté.

On constate également, dans la région sous-maxillaire du côté gauche, un bubon dur et indolent.

Le début du mal date de cinq semaines.

On trouve sur la peau du tronc une éruption généralisée de syphilides papulo-érythémateuses datant de quelques jours.

Le diagnostic ne saurait être douteux ; il s'agit bien là d'un chancre infectant de l'œil.

La contagion est due à l'éponge commune. Voici, en effet, ce que nous raconte le malade : il a l'habitude, pour se laver la figure, le matin, de se servir d'une éponge qui sert également à un de ses compagnons de chambre pour se laver les parties génitales, lequel compagnon est malade.

Chez le malade dont l'observation suit, la syphilis a été transmise très probablement par le baiser.

Observation XXVII (personnelle).

Le nommé L..., âgé de 36 ans, cocher, entre, le 2 décembre 1886, salle Saint-Louis, lit n° 61.

Dans le courant du mois de septembre, le malade, ayant mal à l'œil gauche, se rendit à la consultation externe d'une clinique ophthalmologique ; là, on diagnostiqua « conjonctivite et rétrécissement du canal nasal ». Il fut soigné pour ces diverses lésions, lorsque, dans les premiers jours de novembre, il eut une éruption de syphilides papulo-squameuses. La lésion oculaire, loin de s'améliorer, allait de mal en pire et s'accompagnait, dès la fin de septembre, d'une adénopathie pré-auriculaire et rétro-maxillaire correspondante. Aussi, vers la fin de novembre, on pensa à un chancre de l'œil, et on l'envoya à M. le professeur Fournier, qui le reçut dans son service, le 2 décembre.

A son entrée à l'hôpital, voici ce que nous constatons :

Syphilides papulo-squameuses sur le tronc, les membres et la figure.

Quand on cherche l'accident primitif, on ne trouve rien ni aux organes génitaux, ni à l'anus, et pas trace d'adénopathie inguinale.

Mais la paupière supérieure de l'œil gauche est tuméfiée, rouge violacé ; la tuméfaction dont elle est le siège rend impossible son renversement ; néanmoins, à travers le cartilage tarse à sa partie interne, on sent un noyau dur très manifeste.

Le bubon pré-auriculaire a disparu ; il ne reste qu'un peu d'adénopathie rétro-maxillaire.

L'étiologie de ce chancre est difficile à établir : le malade prétend qu'il n'avait qu'une légère conjonctivite, quand il s'est rendu à la clinique, et que ce sont les instruments dont on s'est servi qui l'ont contagionné. Il est plus admissible de penser que le malade, qui a vu une femme « *honnête, et dont il est absolument sûr* », dans les premiers jours du mois d'août, a été infecté à cette époque ; car, l'apparition de l'accident primitif, au milieu de septembre, et les accidents cutanés dans les premiers jours de novembre coïncident avec cette hypothèse.

Après le chancre de l'œil, viennent avec un degré de

fréquence à peu près égal les chancres de la joue, du nez, des gencives.

Nos statistiques nous montrent également que ces chancres sont plus fréquents chez l'homme que chez la femme.

Voici, en effet, les chiffres que nous avons obtenus :

	Hommes	Femmes	Total
Chancre de la joue	8	3	11
— du nez............	7	3	10
— des gencives	5	1	6

Le chancre de la joue siège soit à la face cutanée, soit à la face muqueuse, son étiologie ne diffère pas de celle des autres chancres céphaliques. Chez trois de nos malades porteurs de cet accident, il fut impossible d'en trouver le mode de contagion.

Observation XXVIII.

F... D..., 26 ans, soigné, au mois d'octobre 1885, pour un chancre de la joue, vient à la consultation en mars 1886, pour une poussée de syphilides.

A la place de l'accident primitif, il reste sur la joue droite une cicatrice lisse légèrement brunâtre.

Pléiade ganglionnaire à la nuque.

Observation XXIX (personnelle).

Le nommé L..., âgé de 24 ans, menuisier, se présente à la consultation, le 11 juin 1886, pour une lésion croûteuse de la joue droite, datant de un mois et demi. En enlevant la croûte, on constate une ulcération à fond rouge, légèrement bourgeonnant, ce qui tient à ce que la lésion est en voie de cicatrisation, comme l'indique une zone cicatricielle qu'on trouve à la périphérie.

La base présente une induration foliacée.

Cette lésion est accompagnée d'un bubon sous-maxillaire du même côté.

Sur le tronc, syphilides papuleuses datant d'une dizaine de jours.

Aux organes génitaux, syphilides papulo-érosives.

Diagnostic : chancre infectant de la joue.

Observation XXX (personnelle).

Le nommé N..., âgé de 25 ans, se présente à la consultation, pour un mal de gorge datant de plusieurs semaines.

Les amygdales, la langue, les lèvres sont le siège de syphilides muqueuses.

Du reste, quand nous faisons déshabiller le malade, nous constatons, sur le tronc et les membres, les derniers vestiges d'une roséole à son déclin.

Le malade ignore qu'il a la vérole, et quand nous l'interrogeons sur l'accident primitif, il est de bonne foi quand il nous dit : « Je n'ai jamais eu de chancre. »

En l'examinant, nous trouvons, en dehors de la commissure labiale droite, une macule de couleur fauve, présentant une légère induration parcheminée et accompagnée d'une adénopathie sous-maxillaire correspondante ; ce serait là, d'après le malade, la cicatrice d'un bouton qu'il aurait eu vers la fin de juin ; lequel bouton, devenu ulcéreux, se serait accompagné d'une adénopathie sous-maxillaire indolente, dont nous ne voyons aujourd'hui que le reste. Cette ulcération aurait mis longtemps à se cicatriser, car elle existait encore à la fin d'août. C'est vers le mois de septembre qu'il aurait ressenti les premiers maux de gorge et qu'il se serait aperçu de rougeurs sur la peau.

Les maux de gorge furent soignés comme amygdalites, quant aux rougeurs, il les mit à cette époque sur le compte de punaises dont il avait souffert une nuit à l'hôtel.

Depuis cette époque, les maux de gorge n'ont pas cessé, et actuellement nous trouvons des syphilides buccales, les restes d'une roséole et une alopécie naissante.

Rien aux organes génitaux, ni à l'anus.

Diagnostic, cicatrice d'un chancre infectant de la joue.

Au nez, toutes les parties (le dos, les ailes, le lobule) peuvent être le siège d'accidents primitifs.

Le seul cas de chancre du nez que nous ayons observé à Saint-Louis siégeait sur l'aile gauche du nez.

Observation XXXI (personnelle).

Le nommé V.., souffleur de verre se présente à nous le 1er juin 1886, porteur d'une éruption lichénoïde spécifique disséminée sur tout le corps et datant de trois semaines.

Or, la première chose que nous dit ce malade, c'est qu'il aurait eu la vérole il y a quarante ans ; mais il est impossible d'admettre cette histoire en raison des lésions manifestement secondaires dont il est porteur.

Et, en effet, en examinant le malade, si nous ne trouvons rien aux organes génitaux, ni dans l'aine, en revanche nous trouvons les restes d'un bubon sous-maxillaire gauche, correspondant à une ancienne lésion de l'aile gauche du nez, aujourd'hui cicatrisée et se présentant sous l'aspect d'une macule légèrement déprimée, d'un rouge brun très foncé datant de plus de deux mois et manifestement indurée de base.

C'est là très certainement l'accident primitif. Du reste, quand, revenant sur l'interrogatoire du malade, nous lui demandons ce qu'il a eu comme vérole, il y a quarante ans, il nous dit, qu'il a eu plusieurs chancres et qu'après il n'a jamais rien eu.

Voici l'observation du seul chancre de la gencive que nous ayons observé à l'hôpital Saint-Louis.

Observation XXXII (personnelle).

Le nommé B.., âgé de 40 ans, entre le 8 octobre 1885, salle Saint-Louis, lit n° 14, pour une ulcération siégeant à la gencive au niveau de la canine gauche.

Il y a quinze jours environ, le malade s'est aperçu qu'il avait mal dans la bouche et en même temps il constatait au-dessus de la canine gauche une petite ulcération. Il n'y fit d'abord pas attention, mais la lésion ulcéreuse augmentant et tout le côté gauche de la face se trouvant tuméfié, il se décida à entrer à l'hôpital.

A son entrée, on constate une érosion gingivale consistant en une entamure de la gencive, ovoïde, à grand diamètre antéro-postérieur découvrant le collet de la canine gauche et des incisives du même côté et s'étendant en haut jusqu'au sillon labial supérieur : le fond lisse présente une teinte opaline et les bords peu nets à gauche, sont au contraire boursouflés sur la ligne médiane.

Adénopathie sous-maxillaire bi-latérale et sous-occipitale.

Diagnostic : chancre de la gencive.

Rien sur le corps ni sur les organes génitaux.

Le malade a fumé, il y a six semaines environ (il se le rappelle fort bien), dans une pipe qui n'était pas la sienne ; mais il ne sait pas à qui elle appartenait. D'un autre côté, le malade n'est pas marié, et il ne se fait pas faute de coucher avec des femmes qu'il voit pour la première fois. L'étiologie, on le voit, est bien difficile à démêler.

Traitement spécifique.

Le 20 octobre. Le malade se plaint beaucoup de douleurs dentaires.

Les dents au niveau du chancre sont ébranlées et douloureuses à la pression. Tuméfaction de la muqueuse et de la peau au niveau de la branche montante du maxillaire supérieur gauche. (Périostite alvéolo-dentaire.)

Léger point de sphacèle à la partie centrale du chancre.

Nous constatons aujourd'hui sur le corps une belle roséole.

Le 28. La périostite est disparue et le chancre débarrassé de la partie centrale sphacélée est en pleine voie de bourgeonnement.

Le 4 novembre. On constate une hydarthrose du genou gauche, survenue brusquement et sans grandes douleurs, bien que l'épanchement soit considérable.

Traitement : Repos au lit ; vésicatoire ; gouttière.

Le 8. L'épanchement a presque complètement disparu ; il ne reste plus qu'un épaississement des culs-de-sacs synoviaux et quelques douleurs quand le malade fait aller son genou.

Le 26. Le malade sort de l'hôpital.

Le chancre est complètement guéri et il ne reste plus au genou aucune trace de l'hydarthrose.

En dehors de l'intérêt que nous présente cette observation, au point de vue du siège du chancre, elle nous montre une complication possible du chancre de la gencive : la périostite alvéolo-dentaire.

En second lieu nous voyons survenir chez ce malade une hydarthrose présentant la marche et les symptômes du pseudo-rhumatisme syphilitique secondaire, particulièrement décrit par M. Fournier :

1° Le début de la maladie a été subit, et tout à fait indolent : c'est la gêne seule produite par l'épanchement qui a mis le malade en éveil.

2° Aucune autre jointure ne s'est prise.

3° La maladie est apparue chez un homme manifestement syphilitique et en pleine roséole.

4° Ensuite la lésion a disparu en très peu de temps sous l'influence du traitement spécifique.

Etant donnés les caractères qu'a présentés cette arthrite il est impossible de penser à autre chose qu'à une hydarthrose secondaire.

Pour terminer ce qui a trait aux chancres céphaliques, nous ne ferons que citer les chancres du palais, de l'oreille, du voile du palais, de la tempe, du pharynx et du front, ces chancres étant extrêmement rares.

CHAPITRE III.

DES CHANCRES INFECTANTS DU TRONC.

Nous avons vu dans le chapitre 1er que les chancres extra-génitaux infectants du tronc :

1° Venaient en deuxième ligne ;

2° Qu'ils étaient plus nombreux chez la femme où ils constituaient à eux seuls environ le quart des chancres extra-génitaux, tandis que chez l'homme ils n'en constituaient pas plus du 10me.

Nous avons en même temps indiqué les causes diverses qui expliquaient cette différence entre les deux sexes.

Nous allons maintenant examiner leur degré de fréquence par région :

Chancres infectants du tronc : Hommes et Femmes, 107 cas.

	Total	Hommes	Femmes
Seins	34	1	33
Anus	41	20	21
Péri-anus	7	2	2
Abdomen	20	19	1
Fesse	3	1	2
Articulation sterno-claviculaire	1	1	»
Clavicule	1	»	1
	107	44	63

Les chancres anaux et péri-anaux sont les plus fréquents des chancres extra-génitaux infectants du tronc.

Ils se montrent plus souvent chez la femme que chez l'homme.

Leur étiologie reconnaît deux causes principales :

Chez l'homme : 1° La sodomie,

2° Quelquefois les attouchements *ab ore féminæ.*

Chez la femme : 1° La sodomie,

2° L'écoulement de la vulve vers le périnée de liquide virulent.

Il peut siéger au niveau des plis radiés, au pourtour de l'anus, sur l'orifice même et par exception, comme dans un cas de Ricord, au-dessus du sphincter externe sur la paroi rectale.

Voici deux observations recueillies dans les notes de M. le professeur Fournier.

Obs. I — Large chancre près de l'anus. Adénopathie inguinale. Syp. papuleuse. N'a pas eu de rapport sexuel, mais rapport *a linguâ* avec une fille, fin juillet. Début du chancre, fin août.

Obs. II — Chancre péri-anal. Adénopathie inguinale. Sodomie par ami qui avait un chancre.

Pendant notre année à l'hôpital Saint-Louis, nous n'avons observé aucun chancre anal ou peri-anal.

Après le chancre de l'anus vient le chancre du sein. Mais tandis que celui-là se montrait presque aussi fréquent chez l'homme que chez la femme, tandis que son origine habituelle était vénérienne, celui-ci au contraire est infiniment plus fréquent chez la femme que chez l'homme (sur 34 chancres du sein que nous relevons dans notre statistique, nous en trouvons 1 chez l'homme et 33 chez la femme), et dans la grande majorité des cas, c'est dans l'allaitement qu'on doit en chercher la cause occasionnelle.

M. le professeur Fournier dans ses leçons cliniques, insiste particulièrement sur le danger qui menace les nourrices : « La syphilis infantile est une affection des plus fréquentes. Elle compte, au nombre de ses manifestations les plus habituelles, le jetage nasal et les ulcérations de la bouche, deux ordres d'accidents qui exposent le sein des nourrices à une contagion directe. La fréquence des fissures, des excoriations, explique suffisamment comment le virus déposé par les lèvres des nourrissons aura peu de chance de se perdre et infectera la nourrice ».

Toujours en dehors d'une origine vénérienne, le chancre mammaire peut survenir à la suite d'une succion des seins pratiquée soit pour dégager le sein des nourrices dans le cas d'engorgement, soit pour faire les mamelons des nouvelles accouchées.

Enfin, il peut survenir également à la suite d'une succion des seins, mais succion faite alors dans un but érotique.

Une dernière cause, mais celle-ci tout à fait exceptionnelle doit-être mentionnée :

Il peut résulter du contact direct des seins avec les organes génitaux.

Le siège de l'accident qui nous occupe est variable :

Pendant notre année d'externat à Saint-Louis, nous eûmes l'occasion d'observer 10 malades (femmes), porteurs de 15 chancres mammaires, qui se répartissaient de la façon suivante :

Mamelon......	1
Base..........	3
Aréole.........	11
	15

Il est souvent multiple (23 chancres du sein. obs. Fournier) et quelque fois siège sur les deux seins.

Chez six de nos malades le chancre était unique.

Chez deux autres on trouvait deux chancres sur le même sein.

Chez deux autres enfin les deux seins étaient atteints ; chez l'une, on trouvait un chancre sur chaque sein ; chez l'autre, deux chancres sur un sein et un seul sur l'autre sein.

Le nombre de nos cas est trop restreint pour que nous puissions établir une règle générale : Aussi nous contenterons-nous de dire que dans les cas qu'il nous a été donné d'observer :

1° Le chancre de l'aréole a été le plus fréquent.

2° Plusieurs fois nous avons trouvé des chancres multiples sur le même sein.

3° Deux fois seulement les deux seins étaient infectés.

Chez une de nos malades nous trouvons le mécanisme du nourrisson adulte de Ricord dans l'étiologie de l'accident.

Observation XXXIII (personnelle).

La nommée J... R.., âgée de 26 ans, entre salle Henri IV, lit nº 4, le 6 janvier 1886.

Il y a sept semaines environ, que la malade s'est aperçue pour la première fois d'une petite gerçure au niveau du sein droit : cette gerçure a augmenté peu à peu de volume et en même temps s'est recouverte d'une croûte.

A son entrée à l'hôpital nous trouvons, sur l'aréole du sein droit, une lésion ulcérative, de la largeur d'une pièce de cinquante centimes, recouverte d'une croûte épaisse, jaune brunâtre, reposant sur une base indurée et accompagnée d'un bubon axillaire droit.

Sur le tronc, début d'une roséole typique. Cette femme est mariée et d'après ses réponses, elle semble bien avoir contracté la syphilis de son mari malade « qui ne se fait pas faute de l'embrasser sur les seins, nous dit-elle ».

Remarquons que chez cette femme le chancre revêt l'aspect croûteux, ressemblant à l'ecthyma simple. Aspect qui est généralement le même chez toutes les femmes qui n'allaitent pas, tandis que chez ces dernières, au contraire, le frottement incessant des lèvres du nourrisson, en même temps que l'humidité qu'il y entretient, ne permettent pas à une croûte de se former et de séjourner. Aussi le chancre du sein chez elles revêt l'aspect érosif ou ulcéreux.

Observation XXXIV (personnelle).

M... C... femme de brasserie, âgée de 20 ans, entre salle Henri IV, lit nº 28, le 20 mars 1886.

A son entrée à l'hôpital nous constatons une ulcération arrondie, large comme une pièce de cinq francs, ayant détruit le mamelon et occupant toute l'aréole du sein droit : à la périphérie, la peau luisante, rouge, tuméfiée, est le siège d'une vive inflammation. Bien que la lésion centrale et l'auréole inflammatoire qui la circonscrit reposent sur des tissus engorgés en masse, il est possible de distinguer l'induration chancreuse proprement dite de la rénitence que présentent au toucher les parties périphériques.

Malgré l'étendue de la lésion, et l'inflammation qui est venue compliquer la lésion initiale, le fond de l'ulcération est lisse et d'un beau rouge.

Nous trouvons en même temps dans l'aisselle droite un ganglion volumineux mais légèrement douloureux.

Le mal a débuté, il y a deux mois, par un petit bouton au sein droit ; depuis cette époque, la maladie n'a fait que s'aggraver, d'autant plus facilement que la malade ne prenait aucune précaution pour empêcher sa chemise de frotter sur le sein malade.

Rien à la bouche, syphilides papuleuses vulvaires et syphilides cutanées remontant à trois semaines environ.

Malgré les dénégations de la malade, sa position sociale nous autorise à chercher le mode de contagion de l'accident dans l'infection par un nourrisson adulte.

Diagnostic : chancre infectant du sein.

Traitement : traitement local, cataplasmes.

Traitement général : protoiodure de mercure.

Au bout de quelques jours de repos, la zone inflammatoire avait disparu, ainsi que la douleur du bubon et le chancre se présentait avec tous les attributs de son espèce.

A la fin d'avril la malade sortait guérie.

Toutes nos autres malades ont contracté la syphilis d'un nourrisson syphilitique. Chez trois d'entre elles, l'infection primitive s'est traduite sur elles par un seul chancre accompagné de l'adénopathie axillaire classique.

Observation XXXV (personnelle).

La nommée D.., âgée de 38 ans, entre le 3 avril, salle Henri IV, lit n° 10, dans le service de M. le professeur Fournier, à l'hôpital Saint-Louis.

Cette malade a contracté au mois de février dernier la syphilis de sa petite fille qu'elle allaitait : cette enfant était porteur d'un chancre induré siégeant au-dessous et en arrière du pavillon de l'oreille (chancre moulé à l'hôpital Ste-Eugénie).

Actuellement la mère porte la trace de son chancre qui siégeait au mamelon droit sous forme d'une cicatrice déprimée et dure, occupant toute la hauteur du mamelon. Il subsiste encore une légère adénopathie axillaire droite.

Elle entre aujourd'hui à l'hôpital pour des syphilides axillaires et un herpès confluent.

Observation XXXVI (personnelle).

M. Vidal envoie le 29 mars 1886 à M. le professeur Fournier : un enfant de 17 mois ayant présenté au mois de décembre un chancre induré de la lèvre supérieure et présentant actuellement sur le tronc et les membres des syphilides papuleuses ; et la mère de l'enfant qui présente également sur l'aréole du sein droit une cicatrice brunâtre, indurée de base, en même temps qu'une adénopathie axillaire droite en voie de disparition.

Observation XXXVII (personnelle).

La nommée D.., 31 ans, placière, entre à l'hôpital pour un ulcère variqueux de la jambe gauche.

Dans ses antécédents nous trouvons un chancre infectant du sein gauche que la malade aurait contracté en 1878.

Depuis cette époque la malade a suivi un traitement régulier.

Chez nos cinq dernières malades la contagion s'est traduite par le développement de plusieurs chancres, soit sur le même sein, soit sur les deux seins.

Observation XXXVIII (personnelle).

La nommée R.., 29 ans, entre le 15 mars 1886, salle Henri IV, lit n° 25.

Elle est mariée et de bonne santé habituelle. Au mois d'octobre dernier, elle prend un nourrisson qu'elle ne garde que quinze jours, son médecin s'étant aperçu que cet enfant était atteint de syphilis. Une quinzaine de jours après la remise du nourrisson aux parents, apparition de deux chancres indurés du sein, suivis de roséole... Enfin, depuis une quinzaine de jours, douleurs et brouillard dans l'œil gauche.

A son entrée à l'hôpital, voici ce que l'on constate :

Le sein droit présente deux cicatrices colorées : l'une siégeant sur l'aréole, l'autre à la base du mamelon et présentant une induration parcheminée.

Reste d'adénopathie axillaire droite spécifique.

A l'œil gauche : injection périkératique. Iris terne, d'une teinte grisâtre ardoisée, immobile et irrégulier. Photophobie larmoiement. Douleurs oculaires et péri-orbitaires.

Syphilides buccales.

Macules syphilitiques cutanées.

Diagnostic : cicatrices de chancres infectants du sein. Iritis gauche.

Traitement antisyphilitique et sulfate neutre d'atropine pour l'œil.

Sous l'influence du traitement, l'iritis s'amenda d'une façon très active et quatre semaines après, la malade sortait de l'hôpital, l'œil complètement guéri.

Observation XXXIX (personnelle).

Il s'agit d'une malade envoyée à M. le professeur Fournier par un médecin de la ville : de bonne santé habituelle, cette femme, mariée depuis plusieurs années, a eu quatre enfants dont le dernier est âgé de huit mois et tous sont bien portants.

Son mari n'a jamais fait l'ombre d'une maladie.

Son dernier enfant fut allaité par elle-même jusqu'au 15 décembre, époque à laquelle elle entra en place comme nourrice.

Elle eut alors un nourrisson âgé de 11 mois, de bonne santé apparente, ne portant aucune trace de bouton, ni sur la peau, ni autour de l'anus, ni dans la bouche, à part un petit bouton siégeant au bout de la langue et qui dura quelques jours. Une huitaine de jours environ, après son entrée en place, elle fut mordue aux deux seins par le nourrisson ; il s'en suivit deux petites plaies qui ne se cicatrisèrent pas.

A la suite de discussion intérieure, elle quitta sa place vers le 24 janvier : elle était alors porteur de deux ulcérations, dont l'une, celle du sein gauche, était cicatrisée, tandis que celle du sein droit était encore recouverte d'une petite croûtelle jaunâtre.

Sortie le 25 de sa place, elle ne venait à l'hôpital que le 3e jour après sa sortie, envoyée par le médecin qui l'avait examinée et qui avait été frappé par les deux lésions des seins.

A l'examen, voici ce que l'on constate :

1° Sur l'aréole du sein gauche, un peu en dehors du mamelon, on trouve une cicatrice rouge foncé, large comme une pièce de 50 cent., manifestement dure de base.

2° Sur l'aréole du sein droit, immédiatement en dehors du mamelon, on trouve une lésion identique à la précédente, mais présentant à son centre une petite croûtelle jaunâtre.

La malade est très grasse, de sorte que l'examen du creux axillaire est très difficile.

Néanmoins dans l'aisselle droite on sent un ganglion gros comme une noix, roulant sous le doigt et profondément situé.

Rien dans l'aisselle gauche.

La malade nie tout rapport vénérien depuis plus de 2 mois.

Rien sur la peau. Rien à la bouche, non plus qu'aux parties génitales.

Diagnostic : chancres syphilitiques des seins.

L'observation XL concerne une nourrice de l'hôpital des enfants assistés, que M. Sevestre avait envoyée à M. le professeur Fournier, et qui portait aux deux seins les traces de chancres syphilitiques.

Observation XLI (personnelle).

La nommée F... vient à l'hôpital Saint-Louis le 31 janvier 1887 pour des lésions situées sur les seins.

De bonne santé habituelle, la malade accoucha en avril 1886, d'un enfant bien portant qu'elle allaita jusqu'au mois de juillet, époque à laquelle elle se plaça comme nourrice; elle prit à cette époque un nourrisson de 10 mois qui portait sur la langue et les lèvres des lésions que l'on prit pour des boutons de fièvre. Tout du reste disparut dans l'espace de 15 jours.

Vers la fin d'octobre de nouvelles lésions apparurent sur la langue et dans la bouche de l'enfant. Un médecin appelé recommanda d'enlever l'enfant à la nourrice. Deux semaines environ après cette séparation il se produisit des ulcérations sur chaque sein de la nourrice.

Le sein droit pour sa part en eut deux et le gauche une seule.

Un médecin mandé aussitôt, porta le diagnostic de chancres syphilitiques des seins.

Du reste, les accidents secondaires ne tardèrent pas à venir confirmer le diagnostic.

A son entrée à l'hôpital, à la place des lésions ulcéreuses aujourd'hui cicatrisées, nous trouvons sur les deux aréoles trois macules brunâtres, légèrement papuleuses et parcheminées de base.

Il subsiste encore également un certain degré d'adénopathie axillaire.

Enfin sur le tronc et à la vulve des syphilides.

OBSERVATION XLII (personnelle).

La nommée M... M..., âgée de 26 ans, entre à l'hôpital, salle Henri IV, lit n° 20, le 20 octobre 1886, pour deux lésions croûteuses siégeant sur le sein droit.

Il y a environ 5 mois (dans les premiers jours de mai par conséquent) cette femme est entrée comme nourrice chez des personnes habitant Paris. A son entrée dans la maison elle était absolument saine. Elle eut pour nourrisson un enfant de 8 mois qui d'après ses dires présentait des boutons sur tout le corps, ainsi que sur la tête et des plaques dans la bouche et autour de l'anus; l'enfant était chétif et malingre.

Le médecin de la famille qui soignait l'enfant, fit prendre à la nourrice et au nourrisson plusieurs médicaments, sur lesquels nous n'avons aucune indication.

Après trois mois d'allaitement, les parents jugèrent à propos de sevrer leur enfant et congédièrent la nourrice (10 août).

Pendant tout le temps qu'elle passa dans sa place, la malade ne s'aperçut de rien d'insolite au niveau du sein droit. Pourtant elle nous dit que huit jours environ avant son départ, l'enfant la mordit au sein, et qu'il s'en suivit une légère ulcération à laquelle elle ne fit aucune attention, vu la rapidité de la guérison. Aussi à la sortie de sa place elle n'avait plus rien au sein.

Après être restée 2 ou 3 jours dans un bureau de placement, elle entra de nouveau comme nourrice dans une famille, où elle eût un nourrisson de 20 jours, qui présentait également des boutons sur le corps, mais pas de mal ni à la bouche ni à l'anus. Au bout d'un mois environ, elle quitta sa place pour se placer comme nourrice à Neuilly (15 septembre).

A cette époque encore la malade n'avait absolument rien, car le médecin qui lui passa la visite à la préfecture la trouva saine.

Ce n'est qu'une dizaine de jours après son entrée dans sa nouvelle et troisième place, qu'elle s'aperçut de deux petites crevasses au sein droit. Malgré cela elle continua à allaiter son nourrisson, et ne rentra à l'hôpital que le 20 octobre, plus de trois semaines après le début de sa maladie. Il est vrai de dire que depuis le 15, elle n'allaitait plus son nourrisson.

A son entrée à l'hôpital, on constate sur le sein droit deux lésions croûteuses, l'une linéaire occupant la base du mamelon, l'autre ovale comme une grosse lentille occupant l'aréole. Des croûtes recouvrent ces deux ulcérations en voie de cicatrisation; elle présentent une induration parcheminée très nette et elles s'accompagnent d'une adénopathie axillaire droite tout à fait indolente.

Rien à la peau. Rien aux organes génitaux.

Diagnostic : chancres syphilitiques du sein.

L'enfant qui n'avait rien, lors de l'entrée de la malade à l'hôpital, nous fut ramené quelques jours après et nous pûmes alors constater chez lui deux chancres indurés, l'un à la lèvre supérieure et l'autre en dehors de la commissure labiale droite. (Voir plus loin l'observation y relative.)

Sur la malade elle même, nous assistâmes bientôt à l'apparition des accidents secondaires.

Nous avons insisté longuement sur cette observation

parce qu'elle renferme un fait pratique de la plus haute importance.

Une femme allaite d'abord un nourrisson syphilitique ; puis, pour une raison quelconque, elle en est séparée. Cette femme se fait examiner par un médecin qui la déclare saine : jusque-là rien d'anormal. Le propre de la syphilis, en effet, est d'incuber longuement, 3, 4, 5 semaines, voire davantage, et sur un sujet simplement en état d'incubation syphilitique, on ne découvrira rien qui soit de nature encore à révéler la maladie qu'il a reçue.

Or cette femme déclarée saine par le médecin, et saine en effet en apparence, prend un nouveau nourrisson. Puis, quelque temps après, apparaît sur le sein de cette femme un chancre, premier accident de la syphilis contractée du précédent nourrisson, et par ce chancre elle va infecter son second nourrisson.

Cette nourrice, considérée comme saine, était donc une nourrice syphilitique.

Tel est le fait : et immédiatement il en découle cette question absolument pratique :

Que faire pour éviter que des contagions de cet ordre aient la possibilité de se produire ?

Comme l'a dit M. le professeur Fournier, deux moyens sont à notre disposition :

1° Choisir une nourrice qui n'ait nourri que son propre enfant.

Dans ce cas, en effet, on examine la mère et l'enfant, et si on ne trouve rien ni chez l'un ni chez l'autre, on peut en toute sécurité confier un nourrisson à cette nourrice.

Mais il faut bien en convenir, ce moyen n'est à la portée que des familles riches.

Faut-il donc laisser la grande masse du public, qui se porte vers les bureaux de nourrices, exposée à une contagion de cet ordre? N'y a-t-il pas un moyen de se prémunir contre les nourrices en incubation de syphilis?

2° Si, il y en a un, et celui-là vraiment pratique, véritable moyen de prophylaxie générale :

Il consisterait à exiger de toute nourrice un certificat constatant l'état d'immunité du dernier nourrisson auquel elle a donné le sein.

« Si cette mesure, dit M. le professeur Fournier, ne protégeait pas tous les nourrissons contre la contagion, elle en préserverait au moins un certain nombre ».

Les chancres syphilitiques extra-génitaux qui siègent sur les autres parties du tronc (abdomen, articulation sterno-claviculaire, etc.), sont d'une importance et d'une fréquence moindre que les deux premières variétés.

Nous avons pourtant relevé dans nos notes, vingt chancres de l'abdomen, dont un nous est personnel :

Observation XLIII (personnelle).

Le nommé N... âgé de 39 ans, opticien, entre le 30 octobre 1886, salle Saint-Louis, lit n° 77, pour une ulcération croûteuse datant de 6 semaines et siégeant sur la paroi abdominale.

A son entrée à l'hôpital on constate sur la paroi abdominale, à peu près à égale distance de l'ombilic et du pubis, empiétant à droite de la ligne médiane, une lésion croûteuse de forme oblongue. La croûte qui recouvre la lésion est épaisse, brunâtre et enlève à la lésion tout caractère objectif.

Dans la région inguinale correspondante, il existe une adénopathie spécifique.

Rien sur le corps, ni aux organes génitaux.

Le diagnostic est réservé et on ordonne l'application d'un cataplasme pour faire tomber la croûte qui recouvre la lésion; le lendemain on constate alors une ulcération à bords un peu élevés, mais à fond lisse et grisâtre et présentant une induration parcheminée à la base.

L'adénopathie est la même.

Malgré les affirmations du malade marié, et père de famille, on porte le diagnostic de chancre syphilitique de la paroi abdominale et on institue le traitement.

Trois semaines après son entrée à l'hôpital, l'apparition d'une roséole papulo-exanthémateuse venait confirmer le diagnostic.

CHAPITRE IV

Des chancres infectants des membres.

Nous avons vu, au commencement de ce travail, que les chancres des membres n'arrivent qu'en troisième ligne, constituant à peine le onzième des chancres extra-génitaux (54 sur 581).

Ils se montrent un peu plus fréquents chez l'homme que chez la femme. Sur notre total de 54 chancres des membres nous trouvons :

39 chez l'homme,
15 chez la femme.

Enfin, ils peuvent siéger sur les différentes régions, mais les plus fréquents sont les chancres des doigts et les chancres des cuisses.

Voici, du reste, comment se classifient les 54 cas que nous avons relevés dans notre statistique.

Chancres des membres : Hommes et Femmes, 54 cas.

	Hommes	Femmes	Total
Doigt	28		31
Cuisse	5	7	12
Main	2	3	5
Bras	2	»	2
Coude	1	»	1
Malléole	»	1	1
Mollet	»	1	1
Grand trochanter	1	»	1
	39	15	54

Le chancre des doigts a été aussi appelé chancre des médecins et des sages-femmes; cette dénomination a sa raison d'être dans ce fait que le médecin et la sage-femme étant obligés, dans maintes circonstances, d'introduire leurs mains dans des régions qui sont souvent le siège d'accidents syphilitiques, la moindre écorchure suffit pour laisser pénétrer le virus.

Un médecin étranger vient un jour consulter M. le professeur Fournier, pour deux glandes sus-épitrochléennes dures et indolentes, datant de deux mois au moins. La bouche est remplie de syphilides et sur le corps on trouve une belle roséole. Marié et père de trois enfants, le malade nie toute affection vénérienne. Il se rappelle que cet hiver (il y a trois mois), il a opéré un malade qui avait un mal syphilitique à la la lèvre. Ses doigts étant gercés, comme cela lui arrive tous les hivers, il fut obligé de les recouvrir de diachylon et de collodion pour pratiquer l'opération. Or, à la suite, il eut à trois doigts différents, trois ulcérations qui lui durèrent assez longtemps, et actuellement on trouve des rougeurs cicatricielles à plusieurs doigts, et une, notamment sur le médius, semble épaissie; c'est très probablement là, la, ou les cicatrices d'un ou plusieurs chancres infectants des doigts.

Ce chancre se trouve aussi chez les débauchés et principalement chez les hommes âgés.

Il peut être produit par une morsure; témoin l'observation suivante :

Observation XLIV (personnelle).

De bonne santé habituelle, le nommé L..., âgé de 30 ans, mécanicien et marié, fut, à la suite d'une dispute avec un de ses amis, mordu vers la fin de mai 1885, à l'index de la main droite, au niveau de l'articulation de la première phalange avec la deuxième. A la suite de cette morsure, il eut une ulcération qui d'abord se cicatrisa en partie, puis bientôt, sous l'influence probable de frottements répétés et de coups, se rouvrit et dura jusqu'à la fin d'août. Cette lésion était ovalaire et reposait d'après les dires du malade sur un fond surélevé et dur : elle s'accompagna d'un gonflement considérable et indolent du ganglion épitrochléen du bras correspondant. Une éruption de syphilides sur le tronc, la figure et dans les cheveux, pour laquelle il se fit soigner à l'hôpital, vint confirmer le diagnostic, qui avait été porté précédemment par le médecin, de chancre du doigt. Il suivit un traitement régulier jusqu'au mois de janvier; à cette époque, son éruption ayant disparu, il se crut guéri et cessa de se soigner.

Vers la même époque sa femme accoucha à sept mois et demi d'un enfant bien portant.

Jusqu'au mois de mai 1886 la femme ne s'aperçut de rien : mais vers cette époque il lui vint des boutons dans la tête et de violentes douleurs de tête, surtout la nuit. Enfin, vers la fin d'août, à la suite d'une éruption de syphilides palmaires et de syphilides cutanés, elle se décida à venir à l'hôpital.

C'est dans ces circonstances que le mari nous a conté l'histoire rapportée plus haut. Nous l'interrogeons alors en dehors de la présence de sa femme et là encore il nous déclare que depuis qu'il est marié il n'a pas eu d'autre femme que la sienne, et sans pouvoir nous donner de renseignements précis sur l'individu qui l'a mordu, néanmoins d'après ce qu'il a appris sur lui et d'après ce qu'il a vu, il croit qu'il avait attrapé autrefois la vérole.

Chez un autre de nos malades, nous n'avons pu établir d'une façon satisfaisante l'étiologie du chancre. Mais en revanche la forme sous laquelle il s'est présenté est assez rare.

Observation XLV (personnelle).

Le nommé L..., âgé de 34 ans, cuisinier, entre le 6 novembre 1886, salle Saint-Louis, lit n° 76, pour une ulcération à la première phalange du pouce droit.

Cette ulcération supportée par une base surélevée en bourrelet et indurée, est superficielle, lisse, sans anfractuosités et d'une belle couleur maigre de jambon : ses bords sont en voie de cicatrisation.

Sa forme arrondie et son aspect objectif permettent tout à fait de lui appliquer le nom de chancre en médaillon.

Les ganglions de l'aisselle et le ganglion épitrochléen sont volumineux et indolents.

De plus on constate sur la peau une roséole apparue depuis une huitaine de jours.

Enfin sur les bourses et sur les parties avoisinantes des cuisses on trouve des syphilides érosives.

Cette ulcération, d'après les dires du malade, daterait de quatre mois, et voici l'histoire qu'il raconte : Il y a quatre mois il se serait coupé avec un lardoir à l'endroit même où est situé actuellement le chancre et avant que la coupure ne fut guérie, il se serait fortement brûlé. Depuis ce moment le doigt n'a jamais guéri. Le seul pansement qu'il y ait fait consiste en de la charpie trempée dans du vin aromatique.

Le malade est marié ; néanmoins il aurait donné à l'époque de son écorchure un coup de canif dans le contrat et aurait couché avec une femme suspecte.

Quand le malade sort de l'hôpital le 26 novembre, l'ulcération est cicatrisée, mais à sa place il reste un véritable bourrelet de la largeur d'une pièce de 50 centimes, rouge sombre, dur et légèrement déprimé à son centre.

Le chancre de la cuisse, contrairement au chancre des doigts, est plus fréquent chez la femme que chez l'homme : cela tient évidemment à ce que la femme, dans les rapports sexuels, est plus exposée que l'homme à la contagion au niveau des parties internes des cuisses.

Si l'étiologie de ces chancres ne diffère pas en partie de celle de la généralité des chancres, nous avons néanmoins dans un certain nombre de cas, relevé un mode de contagion tout à fait particulier.

Les observations suivantes nous éviteront la peine d'y insister :

Observation XLVI (personnelle).

Le nommé B..., âgé de 30 ans, entre le 19 mai 1886, salle Saint-Louis, lit n° 9 *bis*, pour une ulcération siégeant sur la partie moyenne de la face antérieure de la cuisse gauche : cette ulcération arrondie, du diamètre d'une pièce de 5 francs a un fond lisse, de couleur chair musculaire, et n'a pas de rebords appréciables. Induration très manifeste de la base. Enfin dans la région de l'aîne, gros bubon crural.

Sur le tronc, syphilides papulo-érythémateuses datant de huit jours et ayant suivi à une distance de cinq semaines l'apparition de l'ulcération.

Diagnostic : chancre syphilitique de la cuisse.

Pour la porte d'entrée de la contagion, le malade ne peut nous donner de renseignements bien précis : il est marié, sa femme, d'après lui, ne serait pas malade et il n'aurait pas vu d'autre femme qu'elle ; mais il lui est arrivé plusieurs fois, quelque temps avant l'apparition du mal, de faire sauter sa femme sur ses genoux, l'un et l'autre se trouvant dans un costume tout à fait primitif, et à la suite il sentait ses cuisses mouillées, mais n'y attribuait que peu d'importance.

Nous ne pûmes examiner la femme.

Cette observation est à rapprocher d'un cas que nous avons trouvé dans les notes de M. le professeur Fournier :

Il s'agit d'une personne bien portante porteur d'un chancre à la cuisse et qui avait l'habitude de faire sauter certaine maîtresse sur ses genoux : la confrontation put avoir lieu et on trouva à la vulve et à l'anus de la femme plusieurs syphilides.

Observation XLVII (publiée dans les *Annales de dermatologie et de syphiliographie*, et prise dans le service de M. le professeur Fournier).

Il s'agissait d'un individu présentant au niveau de la face antérieure de la cuisse droite, au milieu du triangle de Scarpa, une grosse papule, large comme une pièce de 2 francs, très en relief sur les parties voisines, grisâtre, suppurant un peu, très indurée à sa base. Elle date d'un mois et demi.

Adénopathie inguinale droite énorme, syphilides érosives de la lèvre supérieure ; syphilides papuleuses du tronc.

Le diagnostic ne pouvait être douteux, il s'agissait bien d'un chancre induré de la cuisse. Pressé de questions, le malade nous raconta qu'il avait coutume de dormir à droite de sa femme, et en se reposant sur le côté gauche ; pendant son sommeil, il insinuait sa cuisse droite entre les organes génitaux de sa femme : or, celle-ci était manifestement syphilitique et avait été traitée comme telle à l'hôpital de Bruxelles.

Observation XLVIII (publiée dans les *Annales de dermatologie et de syphiliographie*).

Le nommé M..., fumiste, âgé de 19 ans, entre le 8 juillet 1876, salle Saint-Louis, lit n° 5, dans le service de M. le professeur Fournier.

Ce garçon raconte qu'au mois de février dernier, un mois après s'être exposé à contracter une affection contagieuse, il s'est aperçu qu'il avait à la partie externe et supérieure de la cuisse gauche, un bouton dur, non douloureux, se recouvrant de croûtes brunes. Vers le 15 mars, ces croûtes qu'il enlevait souvent ont cessé de se reproduire, et le bouton a guéri tout seul. Ce garçon affirme en outre que jusqu'ici il n'a jamais eu aucune affection vénérienne.

Actuellement on constate, au niveau du grand trochanter gauche, la présence d'une sorte de plaque cicatricielle, régulièrement arrondie, et présentant à peu près la dimension d'une pièce de cinq francs en argent. Au centre et dans l'étendue d'une pièce d'un franc, cette plaque est lisse et blanche comme un tissu purement cicatriciel. Tout autour de cette partie centrale se trouve une zone d'un rouge sombre où la peau est un peu tuméfiée. La base de cette plaque est encore assez indurée. Les ganglions correspondants sont aussi considérablement tuméfiés. A droite l'engorgement ganglionnaire est simplement secondaire et bien moins manifeste. Le malade dit n'avoir jamais eu de rougeurs sur la peau, mais il porte sur différents points des syphilides papuleuses, et autour de l'anus des syphilides papulo-érosives qui datent de trois mois.

De plus il dit avoir perdu depuis deux mois et perdre encore beaucoup de cheveux.

Etiologie: Notre malade ne savait pas trop bien l'origine de son mal, et l'on va voir que cette contagion peut bien être appelée extra-vénérienne. Il avait eu, au mois de janvier, pour compagnon de lit un malheureux garçon atteint d'une éruption de syphilides papulo-érosives ou ulcéreuses du gland, compliquée d'un énorme paraphimosis. Son voisin tout souffrant, se retournait souvent et le touchait parfois. Lui qui ne redoutait qu'à moitié le mal de son voisin, se grattait cependant quand il se sentait touché. En se grattant ainsi il s'écorchait l'épiderme; que pouvait-on faire de mieux pour faciliter l'inoculation?

Avant de terminer ce qui a trait aux chancres des membres, je citerai l'observation suivante qui m'a été communiquée par mon excellent ami et collègue de la Nièce.

Observation XLIX.

Le nommé G. P..., âgé de 26 ans, musicien, entre le 20 février 1886 dans le service de M. le professeur Fournier, salle Saint-Louis, lit n° 7.

Il vient demander des soins pour une éruption dont il s'est aperçu il y a environ quinze jours et pour un mal de gorge.

Au premier examen on constate, outre des syphilides érythémato-papuleuses généralisées, des syphilides papuleuses de la face, deux ou trois petites syphilides papulo-croûtelleuses du prépuce, des syphilides papulo-érosives du scrotum, des syphilides érosives buccales et amygdaliennes, des croûtes dans les cheveux, de l'alopécie.

Mais en même temps que ces lésions banales, le malade nous présente une ulcération siégeant au niveau du coude droit, datant de quatre mois à peu près; à cette époque, il fit une chute en descendant un escalier; ce fut le coude qui porta et il en résulta quelques excoriations légères qui se recouvrirent de croûtes. Trois semaines environ après, il ressentit une petite douleur à ce niveau, et remarqua une légère rougeur de la peau autour des croûtes.

Des cataplasmes qu'il y appliqua firent tomber les croûtes et il resta trois petites ulcérations qui peu à peu s'agrandirent. Il se soigna lui-même avec des cataplasmes, de l'eau phéniquée, etc. Mais loin de se cicatriser, ces ulcérations s'étendirent, finirent par se réunir. La plaie suppura et prit un mauvais aspect.

Il alla consulter un médecin, qui lui prescrivit des cataplasmes et un pansement avec la poudre d'iodoforme.

C'était il y a un mois environ ; l'ulcération prit un meilleur aspect, commença à se cicatriser; tout allait pour le mieux, quand sont survenus, il y a une quinzaine de jours, les accidents nouveaux que nous avons décrits plus haut.

Actuellement, on constate sur le coude droit, juste au niveau de l'olécrane, une ulcération de la grandeur d'une pièce de cinq francs.

Cette ulcération est en voie de réparation déjà avancée. Ses contours sont assez irréguliers; ses bords sont lisses; son fond rosé.

Elle est entourée d'une zône rougeâtre, recouverte de petites squames.

Lorsqu'on prend la peau entre les doigts, au niveau de cette ulcération, on constate une induration très marquée, qui contraste manifestement avec la souplesse des téguments du coude de l'autre côté.

D'autre part, si on explore le creux axillaire, on trouve un gros bubon dur absolument indolore, et à ce point indolore que le malade ne s'en est pas aperçu, quoique son volume égale bien celui d'une grosse châtaigne.

Sur le reste du corps, l'examen le plus minutieux ne révèle aucune trace de chancre. Les organes génitaux et l'anus ne présentent rien de suspect à cet égard; d'ailleurs pas d'adénopathie inguinale.

Voilà donc un homme qui est manifestement en puissance de syphilis, qui affirme n'avoir jamais eu de chancre, qui, en réalité, n'en porte aucune cicatrice aux sièges habituels de ces lésions, mais qui présente au coude une ulcération datant de quatre mois.

Cette ulcération a une histoire obscure, suspecte.

Par elle-même l'ulcération n'a peut-être pas tous les caractères objectifs que l'on voudrait y trouver; mais notons qu'elle est déjà en voie de réparation, et qu'elle a été modifiée par différents traitements locaux.

De plus, fait d'une importance capitale en l'espèce, cette ulcération a dans l'aisselle un témoin irrécusable, à savoir : cette adénopathie dure, indolente et aphlegmasique que nous avons signalée.

C'est donc incontestablement et malgré la bizarrerie du siège, un chancre syphilitique que notre malade porte au coude.

Comment la contagion a-t-elle pu se produire dans une région vraiment si peu exposée? Ici s'ouvre le champ des hypothèses. De ces hypothèses, la plus simple et la plus vraisemblable est que le malade s'est inoculé les excoriations qu'il portait au coude, avec les doigts souillés de pus contagieux. Il avoue que dans les jours qui ont suivi sa chute, et alors qu'il avait le coude excorié, il a couché avec deux femmes plus que suspectes. A cette époque il ne portait aucun pansement sur ses plaies, et il les « grattait souvent avec ses doigts ».

26 février : le malade a été mis dès son entrée au traitement spécifique; le chancre a été pansé avec la vaseline iodoformée, les syphilides du prépuce, avec la liqueur de Labarraque et la poudre d'oxyde de zinc. Il va aujourd'hui beaucoup mieux; le chancre est en bonne voie de cicatrisation; les syphilides du scrotum et de la verge sont asséchées; la roséole commence à disparaître.

4 mars : les syphilides cutanées sont presque entièrement disparues; il n'y a guère que les syphilides papuleuses de la face qui se soient peu modifiées.

Le chancre est presque complètement cicatrisé; mais le

bubon axillaire persiste aussi dur, aussi volumineux, mais toujours indolore.

Le 6, le malade sort sur sa demande.

Le 13, le malade entre de nouveau dans le service. Depuis sa sortie, il n'a fait aucun pansement à son chancre ; il l'a laissé exposé au frottement de la chemise. Aujourd'hui on constate, dans tout le tiers inférieur du bras, un gonflement assez considérable : A la région interne, il y a un empâtement très marqué ; la peau est chaude, rouge, très sensible au toucher ; pas de fluctuation (lymphangite), cataplasmes en permanence et bains prolongés.

Le 17, fluctuation très nette au niveau de la partie inférieure et interne du bras. Une incision faite à ce niveau donne issue à environ deux cuillerées de pus jaune verdâtre, franchement phlegmoneux. Une inoculation pratiquée avec ce pus sur l'autre bras, n'a donné, comme on devait s'y attendre, aucun résultat.

Le 25 mars, le chancre est complètement cicatrisé ; on ne constate plus à son niveau qu'une induration très nette des téguments ; l'adénopathie axillaire ne s'est pas modifiée et persiste avec tous les caractères qu'elle avait le premier jour.

Les lésions cutanées sont complètement effacées ; il ne reste plus que quelques petites papules à la face.

L'alopécie qui a été très marquée commence à s'amender.

Le 27, le malade sort sur sa demande.

Cette observation est intéressante par le siège inaccoutumé de l'accident primitif : nous n'en avons relevé aucune semblable dans les statistiques de chancres extra-génitaux que nous avons parcourues.

CHAPITRE V

CHANCRES INFECTANTS DU COU.

En quatrième et dernière ligne des chancres extra-génitaux viennent avec une extrême rareté les chancres du cou.

Quel concours de circonstances singulier ne faut-il pas pour que la contagion puisse s'exercer sur un espace aussi restreint ? Aussi sur un total de 581 chancres infectants extra-génitaux nous n'en avons trouvé que 7 dont 2 nous sont personnels.

Observation L (personnelle).

La nommée V... âgée de 37 ans bijoutière, entre à l'hôpital Saint-Louis le 5 janvier 1886, pour une lésion croûteuse datant de cinq semaines, située au-devant du cou, au niveau du cartilage thyroïde.

Cette lésion, de la dimension d'une pièce de un franc, est recouverte à son centre d'une croûtelle brunâtre, tandis qu'autour de cette croûtelle se trouve une zone d'un rouge sombre, indiquant que la lésion est en voie de cicatrisation. Explorée à sa base, elle fournit la sensation d'une rénitence lamelleuse; elle est accompagnée d'une adénopathie correspondante.

Sur le corps on trouve des syphilides érythémateuses datant de quelques jours, et à la vulve des syphilides érosives naissantes.

Nulle part ailleurs, on ne trouve trace ancienne ou récente d'un chancre.

Diagnostic : chancre syphilitique du cou.

Observation LI (personnelle).

Le nommé J..., âgé de 32 ans, employé du chemin de fer, se présente à la consultation, porteur d'une roséole occupant tout le tronc et la partie supérieure des membres.

Cette roséole daterait d'un mois et elle se présente actuellement sous forme ortiée.

Le malade est très étonné quand nous lui disons qu'il a la vérole, car il prétend n'avoir jamais eu de chancre.

En effet, en cherchant du côté des organes génitaux, nous ne trouvons aucune trace de chancre, ni d'adénopathie. Mais au niveau du triangle sus-claviculaire gauche et à sa partie médiane, nous trouvons une papule, couleur chair de jambon, de la grosseur d'un gros pois. Au niveau de la lésion on ne constate plus qu'une induration tout à fait légère. Mais sous l'angle de la mâchoire inférieure gauche on trouve encore les restes d'une adénite, qui d'après les dires mêmes du malade, aurait été bien plus considérable, mais tout à fait indolente.

Le diagnostic ne paraît pas douteux : Nous avons bien là l'accident primitif.

Quant à son étiologie, le malade ne peut nous donner aucun renseignement.

CHAPITRE VI

DES CHANCRES INFECTANTS EXTRA-GÉNITAUX CHEZ LES ENFANTS.

Dans les chapitres précédents nous nous sommes principalement occupés des chancres syphilitiques extra génitaux chez les adultes, laissant de côté ce qui regardait les enfants.

Or, il s'en faut que chez ces derniers, le chancre extra-génital soit une rareté ; mais les modes de contagion étant moins nombreux et les occasions d'infections moins fréquentes à cet âge qu'à un âge plus avancé, l'accident primitif sera également moins fréquent.

C'est surtout chez les enfants du premier âge qu'on le trouve, et alors il siège de préférence à la bouche, ce qui s'explique par ce fait qu'à cet âge, le mode de contagion le plus fréquent réside dans l'allaitement.

Dans nos recherches, nous avons relevé 14 cas de chancres extra-génitaux chez des enfants et tous chez des enfants de moins de 30 mois.

Voici comment ils peuvent se classer :

Lèvres { supérieure..... / inférieure...... }	6
Commissures labiales........	2
Péri-anus..................	2
Langue.....................	1
Cou........................	1
Nez........................	1
Oreille....................	1
	14

Ces chiffres nous montrent, comme nous le disions plus haut, que les chancres de la bouche, et en particulier ceux des lèvres, constituaient la grande majorité des chancres extra-génitaux chez les enfants.

Trois fois nous trouvons la syphilis transmise à l'enfant par une nourrice :

Observation I (personnelle).

Il s'agit de l'enfant de la femme qui fait l'objet de notre observation XXXIII.

La mère avait été infectée au sein droit par un nourrisson syphilitique; donnant en même temps le sein à son propre enfant, elle ne tarda pas à l'infecter, et quand elle nous l'amène, voici ce que nous constatons :

Une érosion siégeant à la commissure labiale droite : érosion superficielle rouge, indurée de base, datant de trois semaines ;

Adénite sous-maxillaire ;

Syphilides érosives de la marge de l'anus.

Diagnostic: chancre infectant de la commissure labiale droite.

Traitement : frictions mercurielles.

Le chancre était guéri quand la mère nous quitta.

Observation II (personnelle).

Le 9 novembre, on nous a amené à l'hôpital l'enfant qu'allaitait une nourrice chez laquelle nous avions constaté quel-jours auparavant des chancres infectants du sein droit (voir observation, n° 42).

Cet enfant est âgé de 2 mois, et voici ce que nous racontent les parents qui, mis sur l'éveil par leur médecin, ont surveillé attentivement leur enfant :

Le 3 novembre. C'est-à-dire environ 5 à 6 semaines après le début des accidents chez la nourrice, il est apparu chez l'enfant à un demi-centimètre de la commissure labiale droite un petit bouton blanc.

Le lendemain 4, le bouton avait disparu et il était remplacé par une petite plaque, rouge, ovale de la dimension d'une grosse tête d'épingle.

Le 6. La mère s'aperçut que la lésion avait notablement augmenté, et qu'elle avait en même temps pris un tout autre aspect. Au centre de la plaque rouge s'était formée une petite croûtelle jaunâtre, et tout autour de cette croûtelle, sur une très petite zône, la peau avait conservé la coloration rougeâtre des premiers jours. Depuis cette époque, la lésion n'a pas changé et quand on amène l'enfant à l'hôpital, voici ce que l'on constate :

A environ un centimètre de la commissure labiale droite, on trouve une lésion de la largeur d'une lentille, rosée sur ses bords qui présentent une certaine résistance au doigt, et présentant à son centre une croûtelle jaunâtre. La lésion par elle-même est à peine proéminente au-dessus des parties saines. Un petit ganglion sous-maxillaire droit accompagne la lésion. Rien à la bouche ni sur le corps.

M. le professeur Fournier diagnostique chancre infectant.

Traitement : frictions mercurielles.

Le 12. La lésion, qui existe un peu en dehors de la commissure labiale droite, a un peu grandi : elle est large aujourd'hui comme une grande lentille ; elle est sèche d'une couleur rose sombre et son centre présente un épiderme ridé croûtelleux, un peu jaunâtre.

Nous apercevons aujourd'hui pour la première fois une lésion à la lèvre supérieure, de la largeur d'une lentille: Celle-ci est située à gauche, tout près de la ligne médiane, érosive, rose-gris.

Il existe un ganglion très sensible à droite.

Les deux lésions sont nettement parcheminées. Diagnostic : nouveau chancre infectant labial.

Le 16. La lésion droite a encore grandi et elle est aujourd'hui large comme une pièce de 20 centimes. Elle a gardé le même aspect : mais aujourd'hui, elle présente une véritable induration.

La lésion de la lèvre supérieure manifestement indurée, n'a pas changé de volume ni d'aspect.

Les ganglions maxillaires des deux côtés sont très manifestement engorgés.

Le 23. La lésion droite est en voie d'amélioration : elle se se présente aujourd'hui sous l'aspect d'une macule rouge sombre présentant à sa surface un épiderme ridé et au centre une petite croûtelle.

La lésion de la lèvre supérieure est également en voie de réparation.

Le 26. Les lésions sont en pleine voie de disparition. Rien sur le corps.

Cette observation, que nous avons tâché de publier aussi complètement que possible, est intéressante à deux points de vue :

D'abord nous avons pu, cas assez rare, assister au développement complet des deux lésions syphilitiques, et étudier leur mode de début ;

En second lieu, ces lésions ont présenté une durée remarquablement éphémère.

Nous eûmes l'occasion de revoir l'enfant dans le courant de décembre, et nous pûmes constater alors qu'il était en plein accident secondaire.

Observation III (professeur Fournier).

Enfant âgé de 2 mois 1/2, présentant à la lèvre supérieure une érosion datant de 15 jours, avec bubon sous-maxillaire symptomatique.

L'enfant aurait eu une première nourrice syphilitique qui lui aurait donné le sein pendant 15 jours : actuellement, il a une deuxième nourrice qui est saine.

Diagnostic : chancre infectant de la lèvre.

Trois fois la syphilis a été transmise par une nourrice sèche :

Observation IV (professeur Fournier).

Enfant de 2 ans. Chancre de la lèvre supérieure, à droite de la ligne médiane, transmis par une bonne qui a eu un chancre à la lèvre supérieure.

Observation V (id.).

Enfant de 28 mois confié aux soins d'une bonne ayant la syphilis depuis 4 à 5 mois et qui a aujourd'hui des plaques muqueuses de la bouche.

L'enfant présente un chancre induré de la partie dorsale et antérieure de la langue avec adénite rétro-génienne.

L'enfant a l'habitude de fourrer ses doigts dans la bouche de la bonne et de les sucer ensuite.

Père et mère sains.

Observation VI (id.).

Enfant de 22 mois contagionnée au cou par une nourrice sèche et ayant ensuite contagionné sa mère.

Deux fois l'enfant contagionné d'une façon inconnue a communiqué la syphilis à sa nourrice.

Observation VII.

Enfant de 9 mois ayant eu un chancre induré au-dessous et en arrière du pavillon de l'oreille, et à la suite des plaques muqueuses buccales contagionna sa mère qui l'allaitait.

Observation VIII.

Autre enfant de 13 mois ayant présenté un chancre de la lèvre supérieure et qui transmit la syphilis à sa nourrice.

Arrivé à la fin de ce travail, nous résumerons nos conclusions dans les trois tableaux suivants :

TABLEAU N° 1

INDIQUANT L'ORDRE DE FRÉQUENCE DES CHANCRES INFECTANTS EXTRA-GÉNITAUX SUIVANT LEUR SIÈGE.

Hommes, femmes et enfants : 595 *cas.*

Lèvres	268
Anus et péri-anus	50
Langue	37
Sein	34
Doigt	31
Menton	31
Amygdale	29
Abdomen	20
Œil et paupière	15
Cuisse	12
Joue	11
Nez	11
Cou	8
Gencive	6
Main	5
Oreille	4
Palais	3
A reporter	575

Report.........	575
Fesse...........................	3
Voile du palais..................	2
Face (siège non spécifié)	2
Tempe..........................	1
Front...........................	1
Coude	1
Bras............................	1
Articulation sterno-claviculaire..	1
Avant-bras	1
Pharynx.........................	1
Grand trochanter................	1
Malléole	1
Clavicule	1
Région malaire	1
Mollet..........................	1
Bouche	1
	595

TABLEAU N° 2

INDIQUANT L'ORDRE DE FRÉQUENCE DES CHANCRES INFECTANTS EXTRA-GÉNITAUX SUIVANT LEUR SIÈGE CHEZ L'HOMME.

Siège			Total
Lèvres	inférieure	60	165
	supérieure	52	
	Commissures	6	
	S. indéterminé	47	
Langue			30
Doigt			28
Menton			24
Amygdale			23
Anus et péri-anus			22
Abdomen			19
Œil et paupière			13
Joue			8
Nez			7
Cuisse (1)			5
Gencive			5
Cou			5
Palais			3
Oreille			2
Main			2
Voile du palais			2
A reporter....			363

(1) Ce travail était terminé lorsque j'eus l'occasion d'observer un nouveau chancre de la cuisse dans le service de M. le professeur Fournier (avril 1887).

Report.......	363
Tempe.....	1
Face	1
Front.........................	1
Coude.........................	1
Bras..........................	1
Sein..........................	1
Fesse.........................	1
Articulation sterno-claviculaire..	1
Avant-bras....................	1
Pharynx.......................	1
Grand trochanter..............	1
	374

TABLEAU N° 3

INDIQUANT L'ORDRE DE FRÉQUENCE DES CHANCRES INFECTANTS EXTRA-GÉNITAUX SUIVANT LEUR SIÈGE CHEZ LA FEMME.

Siège			Total
Lèvres	inférieure	38	95
	supérieure	24	
	Commissures	3	
	S. indéterminé	30	
Sein			33
Anus et péri-anus			26
Menton			7
Cuisse			7
Amygdale			6
Langue			6
Nez			3
Joue			3
Doigt			3
Main			3
Cou			2
Région fessière			2
Paupière			2
Malléole			1
Clavicule			1
Région malaire			1
Face			1
Oreille			1
Mollet			1
Gencive			1
Abdomen			1
Bouche			1
			207

TABLEAU N° 3 (Annexe)

INDIQUANT L'ORDRE DE FRÉQUENCE DES CHANCRES INFECTANTS EXTRA-GÉNITAUX SUIVANT LEUR SIÈGE CHEZ LES ENFANTS DU 1er AGE.

Siège			Total
Lèvres	supérieure	4	8
	inférieure	2	
	commissures	2	
Péri-anus			2
Langue			1
Cou			1
Oreille			1
Nez			1
			14

INDEX BIBLIOGRAPHIQUE.

ASTRUC. — De morbis venereis libri novem. Paris 1740.

BUZENET. — Du chancre de la bouche ; son diagnostic différentiel (1858). Thèse, Paris.

DIDAY. — Étude sur le chancre de l'amygdale. (Mémoires et comptes-rendus de la Soc. des sc. méd. de Lyon, tome I, 1861-62.)

DELAPERSONNE. — Du chancre palpébral (*Archives d'ophthalmologie* 1881).

DUNCAN BULKLEY. — Two cases of chancre of the lip., probably acquired throng cigars (*Arch. of dermat* 18̄9).

FABRE. — Traité des maladies vénériennes. Paris 1773.

FOURNIER. — Chancre céphalique. — Leçons sur la syphilis chez la femme. — Nourrices et nourrissons syphilitiques.

GUIGNARD. — Chancres syphilitiques extra-génitaux (1882, thèse, Paris).

JOHN HUNTER. — A treatise on the venereal disease. 1786. (Traduit en français par Richelot).

HULOT. — 21 observations de chancres extra-génitaux. (*Annales de dermatologie*, t. X, n° 1).

JULLIEN. — Traité pratique des maladies vénériennes (1886).

ALOYSIUS LUISINIUS. — Aphrodisiacus, sive de lue venerea (1599).

LEGENDRE. — Chancre de l'amygdale (*Archives de médecine*, ann. 1884).

LAVERGNE et PERRIN. — Contribution à l'étude des chancres extra-génitaux (*Annales de dermatologie et de syphiliographie*, ann. 1884).

PANAS. — Art. Paupiére, in dict. Jaccoud.

RICORD. — Leçons sur le chancre, professées à l'hôpital du Midi, recueillies et publiées par le Dr A. Fournier, Paris 1860.

ROLLET. — Art. Bouche, in dict. Dechambre. — Art. Chancre syphilitique, in dict. encycl. des sc. méd.

Paris. — Typ. A. PARENT, A. DAVY, succ., imp. de la Faculté de médecine, 52, r. Madame et rue Corneille, 3

Paris. — Typ A. PARENT, A. DAVY, succ., imp. de la Faculté de médecine, 52, rue Madame et rue Corneille, 3

www.ingramcontent.com/pod-product-compliance
Ingram Content Group UK Ltd.
Pitfield, Milton Keynes, MK11 3LW, UK
UKHW012052240726
13965UKWH00003B/1240